山药的药用食用及美容

长春中医药大学养生研究所编纂

主　编　王淑敏

副主编　张啸环

编　者　（按姓氏笔画为序）

于　婷　王　欢　王艳杰　齐　放

刘晓波　杨或秀　张　帆　张啸环

辛　杨　翁丽丽　徐　云　钱思妍

高炜博　董　欣

主　审　王者悦

中医古籍出版社

图书在版编目（CIP）数据

山药的药用食用及美容/王淑敏主编．–北京：中医古籍出版社，2015.5
ISBN 978 – 7 –5152 –0798 – 8

Ⅰ.①山… Ⅱ.①王… Ⅲ.①药用植物 – 山药 – 基本知识②山药 – 食物疗法 – 基本知识③山药 – 美容 – 基本知识 Ⅳ. ①R282.71②R247.1③TS974.1

中国版本图书馆 CIP 数据核字（2015）第 080250 号

山药的药用食用及美容

王淑敏 主编

责任编辑　黄　鑫　宋长恒
封面设计　韩博玥
出版发行　中医古籍出版社
社　　址　北京东直门内南小街 16 号（100700）
印　　刷　三河市华东印刷有限公司
开　　本　710mm×1000mm　1/16
印　　张　14.5
字　　数　235 千字
版　　次　2015 年 5 月第 1 版　2015 年 5 月第 1 次印刷
印　　数　0001～3000 册
书　　号　ISBN 978 – 7 – 5152 – 0798 – 8
定　　价　25.00 元

前 言

山药为薯蓣科多年蔓生草本植物薯蓣 *Dioscorea opposite* Thuunb. 的块茎。始载于《神农本草经》，列为上品。我国食药用山药已有 3000 多年的历史，自古以来，它就被誉为补虚佳品，备受称赞。山药味甘，性平。有健脾止泻、补肺益肾的功能。用于脾虚久泻、慢性肠炎、肺虚咳喘、慢性肾炎、糠尿病、遗精、白带等症。

山药的临床应用、食疗保健和美容保养十分普遍，散见于各种医籍中，因其疗效显著，深受广大人民群众的青睐。为了使山药更好地为广大人民群众的身心健康服务，我们编写了这本书，希望能为广大读者提供可参考的治疗、食疗和美容方法。

本书共分四章。第一章介绍山药的生物学特征；山药的药用部位及特征；山药的伪品鉴别；山药的化学成分；山药的药理作用；山药的服用方法及禁忌。第二章介绍山药的食疗方法，主要介绍了山药的菜肴，包括山药的汤类、粥类、糊类、糕类、羹类、茶饮类、酒类、面类等。第三章介绍山药的临床应用，主要介绍了山药在内科、妇科、儿科、外科、眼科、耳科等的应用。第四章介绍山药在美容美肤方面的应用。

在本书的编写过程中，虽然编者们本着严谨治学、精益求精的态度，但由于水平有限，仍难免有错讹之处，敬请广大读者批评指正，多提宝贵意见。特别提醒的是，每个人的病情和体质不同，书中药方应在医生指导下选用，以保证科学用药，保证临床疗效。

王淑敏
2014.9

目 录

第一章 概 述

山药为薯蓣科多年蔓生草本植物薯蓣 *Dioscorea opposite* Thuunb. 的块茎。始载于《神农本草经》，列为上品。山药原名薯蓣，因唐代宗名豫，故避讳改名为薯药，后又因宋英宗讳曙，遂改名山药。山药别名尚有藷藇、署预（《山海经》），薯蓣、山芋（《本经》），诸署、署豫、玉延、修脆、几草（《吴普本草》），山藷（《别录》），蛇芋（《浙江中药手册》），野山豆（《江苏植药志》），山板术（《广西中药志》），白苕子（《四川中药志》），九黄姜、野白薯（《湖南药物志》），扇子薯、佛掌薯（《药材学》），白药子（《杭州药植志》）等。栽种者称家山药，野生者称野山药，中药材称淮山、怀山药、怀山药等。

我国食用山药已有 3000 多年的历史，自古以来，它就被誉为补虚佳品，备受称赞。《神农本草经》指出：主伤中，补虚，除寒热邪气，补中益气力，长肌肉，久服耳目聪明。而《本草纲目》也指出：宜肾气，健脾胃，止泻痢，化痰涎，润皮毛。山药味甘，性平。有健脾止泻、补肺益肾的功能。用于脾虚久泻、慢性肠炎、肺虚咳喘、慢性肾炎、糖尿病、遗精、白带等症。

第一节 山药的生物学特征

一、山药的植物形态

山药为多年生蔓生草本植物。根直立，肉质肥厚，呈棒形，长达 30～35cm，极少分枝，着生许多须根。茎长可达 2～3m，常带紫色，右旋。单叶在茎下部互生，中部以上叶对生，少数为三叶轮生。叶形多变化，常为三角形至宽卵形或戟形，长 3～9cm，宽 2～7cm，通常耳状裂，中央裂片先端渐尖，侧裂片呈园耳状，基部心形，掌状叶脉 7～9 条，幼苗期叶一般不裂，叶腋内常有珠芽（称零余子，也叫山药豆、山药蛋）可供繁殖或食用。花极小，单性，雌雄异株，穗状花序，雄花序直立，聚生于叶腋内，花被6，雄蕊6，雌花序下垂，子房下位。蒴果扁圆形，三棱翅状，表面常被白粉。种子扁圆形，四周有膜质阔翅。花期6~9月，果期7~11月。

二、分布与生境

广布于全球的温带和热带地区，我国有薯蓣属 *Dioscorea.* 1 属，约 80 种。主产于河南省北部，河北、山西、山东及中南、西南等地区也有栽培。冬季茎叶枯萎后采挖，切去根头，洗净，干燥。

山药对气候条件要求不严，喜温暖，不耐寒。块根 10℃ 以上开始发芽，茎叶生长以 25℃~28℃ 为最适宜，块茎膨大以 20℃~24℃ 最快。凡向阳温暖的平原或丘陵地区，均能生长良好。由于山药是深根性植物，要求土壤深厚，排水良好，疏松肥沃的砂质壤土。pH6.5~7.5 的土壤均可种植。山药吸肥力强，需钾肥较多。

中国栽培的山药主要有普通的山药和田薯两大类。普通的山药块茎较小，其中尤以古怀庆府（今河南焦作境内，含博爱、沁阳、武陟、温县等县）所产山药名贵，习称"怀山药"，素有"怀参"之称，为全国之冠。此外，山药除药用外，由于肉质肥厚，富含淀粉，可用来制造淀粉，热带地区常作为粮食。还可作为蔬菜，具有较好的滋补价值。同时，还是酿酒的好原料。因此，我国除东北和西北外，其余各省、区均有山药栽培。

第二节　　山药药材性状

山药为薯蓣科多年蔓生草本植物薯蓣 *Dioscorea opposite* Thuunb. 的块茎。冬季采挖，切去芦头，除去外皮和须根，洗净，水浸 2~3 小时，取出，用竹刀刮净外皮，晒干或风干，即为"毛山药"；选择肥大顺直的毛山药，置清水中，浸至无干心，闷透，用木板搓成圆柱形，切齐两端，晒干，打光，习称"光山药"。

毛山药： 略呈圆柱形，弯曲而稍扁，长 15~30cm，直径 1.5~6cm，表面黄白色或棕黄色，未去尽外皮则显浅棕色。斑点或须根痕，有纵沟及纵皱纹，两头不整齐。质脆易断，断面白色，颗粒状，粉性，微酸，嚼之发粘。

光山药：圆柱形，两端平齐，长9~18cm，直径1.5~3cm，粗细均匀，挺直。全体洁白，光滑圆润，粉性足。进一步加工成饮片有山药片、土炒山药、麸炒山药。

山药片：取原药材，除去杂质，大小分开，洗净，润透，切厚片，干燥。本品为类圆形，表面白色或淡黄色，周边显浅黄白色，质地坚硬，粉性。无臭，味淡，微酸。

土炒山药：先将土粉置锅内，用中火加热至灵活状态，再投入山药片拌炒，至表面均匀挂土粉时，取出，筛去土粉，放凉。本品表面土红色，粘有土粉，略有焦香气。

麸炒山药：将锅烧热，撒入麦麸，待其冒烟时，投入净山药片，用中火加热，不断翻动至黄色时，取出，筛去麦麸，放凉。本品表面黄色，偶有焦斑，略有焦香气。

第三节 伪品山药的鉴别

山药性平，味甘，能补脾养胃，生精益肺，补肾涩精。用于脾虚食少，久泻不止，肺虚喘咳，肾虚遗精，带下尿频，虚热消渴。山药既能药用又能食用，为大众食材和药材，应用范围广而需求量大。近年来出现了不少伪品，主要有山薯、参薯、木薯、番薯、脚板山药等5种。现将山药及5种伪品的鉴别方法介绍如下。

一、参薯

本品为薯蓣科草本植物参薯 *Dioscorea alata* Linn. 的块根。

【别名】大薯、毛薯、黎洞薯、薯子、脚板薯、鸡窝薯、红毛薯

【生境】原产于东南亚，现广泛分布于热带地区，尤以西非最多。我国广东、福建、浙江、台湾等地区均有栽培。

【原植物】参薯的植株蔓生，茎蔓常呈方形，有翅。单叶对生，叶腋常有珠芽，俗称零余子。穗状花序，花单性。蒴果椭圆形，种子扁平，具薄膜状翅。块茎长圆柱形，圆锥形，薯肉白色、黄色或紫红色。要求气温25℃~30℃，年降雨量1500mm以上且分布均匀，土壤疏松肥沃。用块茎或珠芽繁殖，穴栽，植距1×1m或0.5×2m。叶片枯黄脱落，茎蔓老朽时收获。

【药材性状】块茎变异较大，有圆柱形、圆锥形、球形，表面浅棕黄色至棕黄色，有纵皱纹，常有未去尽的外皮，质坚实，断面淡黄白色，粗糙有裂隙，微土腥气。

【功能与主治】参薯味甘性平，无毒；具有补脾肺、涩精气、消肿、止痛、生肌的功效；主治溃疡、疮疖、眼珠突出等症。

二、木薯

本品为大戟科植物木薯 *Maninot esculenta crantz.* 的干燥块根。

【原植物】木薯是灌木状多年生作物。茎直立，木质，高 2~5m，单叶互生掌状深裂，纸质，披针形。单性花，圆锥花序，顶生，雌雄同序。雌花着生于花序基部，浅黄色或带紫红色，柱头三裂，子房三室，绿色。雄花着生于花序上部，吊钟状，植后 3~5 个月开始开花，同序的花，雌花先开，雄花后开，相距 7~10 天。蒴果，矩圆形，种子褐色，根有细根、粗根和块根。块根肉质，富含淀粉。

【生境】木薯适应性强，耐旱耐瘠。在年平均温度 18℃ 以上，无霜期 8 个月以上的地区，山地、平原均可种植；降雨量 600~6000mm，热带、亚热带海拔 2000m 以下，土壤 pH3.8~8.0 的地方都能生长，最适于在年平均温度 27℃ 左右，日平均温差 6~7℃，年降雨量 1000~2000mm 且分布均匀，pH6.0~7.5，阳光充足，土层深厚，排水良好的土地生长。

【药材性状】常用斜切片，外皮多除去，切断面乳白色，粉性，近边缘外可见形成层环纹，中央部位有的可见放射状管群，有的有裂隙，味淡，嚼之有纤维性。

【功能主治】

三、番薯

本品为双子叶植物药旋花科植物番薯 *Ipomoea batatas.* 的块根。

【别名】朱薯、山芋、甘薯、红山药、红薯、金薯、番茹、土瓜、地瓜、玉枕薯、红苕、白薯、甜薯。

【原植物】旋花科番薯属一年生草本。地下具圆形、椭圆形或纺锤形的块根。茎平卧或上升，偶有缠绕，多分枝，圆柱形或具棱，绿或紫色，节上易生不定根。单叶互生，叶柄长 2.5~20cm，被疏柔毛或无毛。叶片形状、颜色因品种不同而异，通常为宽卵形，长 4~13cm，宽 3~13cm，全缘或 3~5 裂，先端渐尖，基部心形或近于平截，两面被疏柔毛或近于无毛。聚伞花序腋生，有花 1~7 朵，苞片小，披针形，早落。萼片 5，不等长。花冠粉红色、白色、淡紫色、或紫色、钟状或漏斗状。雄蕊 5，内藏，花丝基部被毛。子房 2~4 室，被毛或有时无毛。蒴果，通常少见。花期 9~12 月。

【药材性状】呈类圆形斜切片，切面白色或淡黄色，粉性，可见淡黄棕色的筋脉点或线纹，近皮部可见一圈淡黄棕色的环纹，质柔软，具弹性，手弯成弧状而不折断，具甘薯的清香气，味甘甜。

【功能主治】番薯味甘，性平；归脾，肾经。具有补中和血，益气生津，宽肠胃，通便秘功效。主治脾虚水肿、便泄、疮疡肿毒、大便秘结等症。

四、山薯

呈类圆形、椭圆形块片。外表残存钱黄色斑块，具凹凸纹及纵条纹，切面白色。

五、脚板山药

块茎呈脚板状或不规则团块，表面残留未去净的棕黄色栓皮，凹凸不平。质坚体重，断面粉质，白色，味淡而微涩。

第四节 山药的现代研究

一、化学成分研究

1. 淀粉

山药中的淀粉含量比较高，一般为 16%~20%，而且，淀粉的组成与含量因山药品种及基因类型不同而有所差异，并且受生长过程中环境条件的影响。山药淀粉在结构和性质上具有独特性和优越性，决定了它能更好的满足一些特殊应用行业的要求。例如山药淀粉可替代黄原胶、羧甲基纤维素用于果冻的生产；由于山药淀粉糊液成膜性好，用山药淀粉生产的氧化淀粉、阳离子淀粉等可用于造纸行业；山药氧化淀粉、羧甲基淀粉、糊精、淀粉磷酸酯等在建材、医药、铸造、石油钻井等方面都有着广阔的市场。

2. 脂肪酸

有报道山药中共检出 27 种脂肪酸，包括饱和脂肪酸 18 种，占脂肪酸总量的 51%，主要成分为十六酸，其中奇数碳脂肪酸 8 种；不饱和脂肪酸 9 种，占总量的 49%，主要为亚油酸、油酸和亚麻酸。怀山药中含有较多对人体有益的不饱和脂肪酸和奇数碳脂肪酸，这可能与怀山药的营养保健作用有关。

3. 蛋白质

研究发现，山药所含化学成分占比重最大的是黏蛋白。黏蛋白是一种多糖蛋白质的结合物，对人体具有特殊的保健作用，能够预防心血管系统的脂肪沉积，防止脂肪沉积在血管壁上，保持血管弹性，阻止动脉粥样硬化过早发生的危险，减少皮下脂肪堆集，还能防止结缔组织萎缩，预防类风湿关节炎、硬皮病等疾病的发生。许多滋补方剂，如六味地黄丸、归脾汤、参苓白术散等都含有山药。

4. 氨基酸

山药含 2.71% 的总氨基酸，其中必须氨基酸的含量达 1.05%。氨基酸种类在 17 种以上，有报道游离氨基酸以丝氨酸、精氨酸含量最高。另有人曾分别对新鲜山药和山药药材进行了水解氨基酸测定，发现谷氨酸含量最高，其次是天冬氨酸和精氨酸。还有人采用盐酸水解法分析了福建省建阳主栽的 7 个山药品种的氨基酸含量及组成，表明都含有 17 种氨基酸，总氨基酸质量分数在 2.86% ~ 6.64%，平均 4.95%，且山药总氨基酸含量愈高，必需氨基酸和鲜味氨基酸含量亦愈高。由此可见，山药含有多种类的氨基酸，而且必需氨基酸齐全，具有较高营养价值。

5. 酯类等成分

从山药乙醇提取物中，分离并鉴定了 12 个酯类化合物，分别为棕榈酸、β-谷甾醇、油酸、β-谷甾醇醋酸酯、5-羟甲基-糠醛、壬二酸、β-胡萝卜苷、环苯丙氨酸－酪氨酸、环酪氨酸－酪氨酸、柠檬酸单甲酯、柠檬酸双甲酯、柠檬酸三甲酯。

6. 多糖类成分

山药多糖是目前公认的山药主要活性成分，也是近年来山药研究的热点。山药多糖的组成和结构比较复杂，不同的研究者提取分离出了不同的山药多糖，其中有均多糖，有杂多糖，也有糖蛋白，相对分子质量从数千到数百万不等，其多糖含量和糖基组成也各不相同。

7. 微量元素

有报道山药的 29 个元素，其中 P 含量最高，Fe、Zn、Cu、Co、Cr 等离子的含量也较高；还有人测定了山药及土壤样品中 K、Na、Ca、Mg、Mn、Cu、Ni、Pb、Cr、Cd 等 18 种元素的含量，发现怀山药中 K 含量最高，其次为 P、Na、Mg、Ca 等，其中 K、P、Na 在怀山药中的含量明显高于土壤中的含量，说明怀山药对这些元素有富集作用。尚有报道应用电感耦合等离子体光电直读光谱仪分别对怀山药和土壤样品进行了微量元素全分析，结果表明不同产地山药对无机元素的富集能力不同，无机元素含量差异明显，怀山药中 Cu、Ni、Ca 含量最高，对 P、Sr、Zn、Cu、K、Na 的富集能力均大于非道地产区山药。微量元素对体内多种酶有激活作用，对蛋白质和核酸的合成、免疫过程乃至细胞的繁殖都有直接或间接的作用。

8. 其他成分

山药中还含甘露聚糖（mannan）、3，4－二羟基苯乙胺、植酸（phytic acid）、山药碱（batatasine）、糖蛋白、多酚化酶等成分。

二、药理作用研究

1. 调节脾胃功能

山药具有补中益气作用，具有调节脾胃功能的作用。彭成等[14]用灌服食醋的方法，建立了大鼠脾虚动物模型，并研究了山药粥对脾虚大鼠的作用，结果表明，山药粥对脾虚大鼠的形成有预防作用，对脾虚大鼠模型有一定的改善作用。

2. 抗衰老作用

最近几年的研究发现山药具有抗衰老作用，它能显著降低促机体衰老的酶的活性。山药多糖具有明显的体外和体内抗氧化活性。研究报道结果表明，腹腔注射山药多糖 RP 可以增加对 D－半乳糖所致代谢衰老模型小鼠体内谷胱甘肽过氧化物酶、过氧化氢酶、超氧化物歧化酶和脑 Na/K－ATP 酶的活性，并降低过氧化脂质、脂褐质含量以及脑单胺氧化酶 B 活性，表现出明显的抗衰老作用。

3. 抗肿瘤、抗突变作用

山药富含多糖，能刺激和调节人类免疫系统，常作为增强免疫力的保健药品使用，山药还能增强白细胞的吞噬作用。体外实验表明，山药可作为抗癌的扶正药，这与它具有很强的免疫调节功能有关。有人用小鼠移植性实体瘤研究表明山药对肺癌有显著的抑制作用。还有人用标准平板掺入法（平皿掺入法）测定了山药多糖的抗突变作用，结果显示其抗突变作用机制主要是通过抑制突变物对菌株的致突变作用而实现的。

4. 降血糖、降血脂作用

有人采用四氧嘧啶制作了糖尿病小鼠模型，研究了山药对糖尿病小鼠血糖、血脂、肝糖元和心肌糖元含量的影响。结果表明：山药能降低其血糖和血脂含量，提高肝糖元和心肌糖元含量，说明山药具有降血糖作用，并能促进血糖利用。进一步的研究还表明，山药还能显著降低糖尿病小鼠组织丙二醛的含量。另有研究结果也表明：山药多糖具有降低四氧嘧啶糖尿病小鼠血糖的作用，并能促进糖尿病小鼠体重的恢复。还有人以山药多糖对四氧嘧啶模型糖尿病大鼠连续灌胃给药 15 天，结果发现山药多糖对糖尿病大鼠的血糖有明显降低作用，同时能升高 C 肽含量。

国外也曾报道载入日本药典的日本山药含有降血糖的多糖酶，其块茎多糖在甲醇∶水（1∶1）溶液中的提取物能显著降低小白鼠血糖浓度。以参薯的提纯淀粉喂食动脉粥样硬化的小白鼠，能降低类脂浓度，同时降低主动脉和心脏的糖浓度。

三、山药在日常生活中的应用

1. 防治传染病

山药具有健脾益气的作用，经常食用可提高机体的免疫力，增强巨噬细胞的吞噬作用，及时"消灭"入侵体内的细菌、病毒，让流感等传染性疾病"绕道而行"。因此，平时容易出现多汗、反复感冒的人在春季应该多吃山药。

2. 作为良好的减肥用品

山药是一种理想的减肥食品。一方面，山药不仅脂肪含量非常低，而且还含有大量纤维素，食用后可以产生饱胀感，从而抑制进食欲望，有助于肥胖者控制饮食；另一方面，山药的新鲜块茎中还含有丰富的黏液蛋白，黏液蛋白对人体有特殊的保健作用，它能预防心血管系统的脂肪沉积，减少皮下脂肪沉积。因此，减肥者可以把山药作为主食，这样既可避免因过度节食对人体造成的损害，又可达到减肥的目的。

3. 治疗小儿腹泻

小儿腹泻是小儿常见的一种消化道疾病，一年四季均可发生，用山药粉治疗腹泻，既避免了药物的毒副作用，又比较容易被患儿接受。但只适用于小儿单纯性腹泻，消化不良腹泻，若大便常规检查有菌痢者，应配合药物治疗。

第五节　山药服用方法与禁忌

【食疗作用】

山药味甘、性平；入肺、脾、肾经；不燥不腻。

具有健脾补肺，益胃补肾，固肾益精，聪耳明目，助五脏，强筋骨，长志安神，延年益寿的功效。

主治脾胃虚弱、倦怠无力、食欲不振、久泄久痢、肺气虚燥、痰喘咳嗽、肾气亏耗、腰膝酸软、下肢痿弱、消渴尿频、遗精早泄、带下白浊、皮肤赤肿、肥胖等病症。

【食用人群】

一般人群均可食用。

【不良反应】

1. 山药养阴能助湿，所以湿盛中满或有积滞、实邪者不宜。

2. 山药也有收敛作用，所以感冒、大便燥结及肠胃积滞者忌用。

3. 多服山药也可能造成子宫内膜增生。山药本身虽然很温和，但是因为含天然的类雌性激素物质，如果食用过量，可能过度刺激荷尔蒙，造成子宫内膜增生，会出现生理期不顺、经血不止和痛经等症状。

【食物相克】

山药与甘遂不要一同食用，也不可与碱性药物同服。

【制作指导】

1. 山药切片后需立即浸泡在盐水中，以防止氧化发黑。

2. 新鲜山药切开时会有黏液，极易滑刀伤手，可以先用清水加少许醋洗，这样可减少黏液。

3. 山药质地细腻，味道香甜，不过，山药皮容易导致皮肤过敏，所以最好用削皮的方式，并且削完山药的手不要乱碰，马上多洗几遍手，要不然就会抓哪儿哪儿痒。

4. 好的山药外皮无伤，带黏液，断层雪白，黏液多，水分少。皮可鲜炒，或晒干煎汤、煮粥。去皮食用，以免产生麻、刺等异常口感。

5. 山药鲜品多用于虚劳咳嗽及消渴病，炒熟食用治脾胃、肾气亏虚。

【注意】

1. 山药皮中所含的皂角素或黏液里含的植物碱，少数人接触会引起山药过敏而发痒，处理山药时应避免直接接触。

2. 不可以生吃，因为生的山药里有一定的毒素。

总之，山药是传统补益中药材，含有多种对人体有益的活性成分和营养物质，对机体功能存在广泛的影响，有健脾养胃、补肺益肾、止泻利湿之功效，对肾炎、糖尿病、血管动脉硬化和肿瘤等有防治作用，在临床内科、妇科、男性病科、皮肤科、儿科等有广泛的应用。同时山药还是养生健身、药食兼用的佳品，既是慢性病患者的食疗佳肴，也是老少皆宜的功能食品，常用作食疗药膳，多制成菜肴、粥、糕点等保健食品。具有十分广阔的市场前景。随着对山药研究的深入，药理作用机制的进一步阐明，相信传统中药山药必定会开发出巨大的药用和食用潜力。

第二章　山药的食疗

第一节　山药菜肴类

1. 山药炖羊肚

【组成】山药 200 克，羊肚 300 克，葱结、姜片、盐、味精、黄酒、胡椒粉各适量。

【功用】益胃，滋肺肾。适用于糖尿病消瘦、多饮、多尿。

【制法】将羊肚洗净，拌上盐，用水不断揉搓，再用清水冲洗干净后切成小块；山药洗净切片，与羊肚、葱结、姜片、盐、黄酒放入锅中，加清水适量，用武火烧沸后，改用文火炖熬至熟，捞出葱结、姜片，加入味精、胡椒粉即成。

【用法】每日 1 次，空腹食用。

【来源】《饮食疗法》

2. 山药南瓜炖牛肉

【组成】南瓜 250 克，牛肉 100 克，山药 25 克，天花粉 15 克，鲜汤 1000 克，葱花、生姜末、黄酒、精盐、味精各适量。

【功用】生津止渴，补中益气，降血糖。适用于糖尿病等。

【制法】将山药、天花粉分别洗净，晒干或烘干，共研成极细末；将南瓜、牛肉洗净后，均切成 2cm 宽、3cm 长的小块，盛入碗中；炒锅上旺火，放油烧至六成熟，投入牛肉块，煸炒中加葱花、生姜末，出香时加入黄酒熘匀，加南瓜及鲜汤，旺火煮沸后，改用小火煨炖 50 分钟，加山药、天花粉细末，拌和均匀，加精盐、味精各少许，调味即成。

【用法】佐餐食用。

3. 山药煲猪胰

【组成】猪胰脏150克，山药60克。

【功用】健脾补肺，固肾益精。适用于糖尿病口渴、多饮、遗精、小便频数者。

【制法】将猪胰脏洗净后切片，山药亦切片一同入锅。加清水适量煨汤，待猪胰熟后加适量食盐调味即可。

【用法】每天1次。

4. 山药炸胰丸

【组成】胰脏、瘦肉各50克，山药粉30克，面粉100克，葱末10克，姜末5克，精盐0.5克，味精、花椒粉各3克，麻油5克，花生油800克（实耗50克）。

【功用】活血，降糖。适用于各型糖尿病及并发血管性病变者。

【制法】将胰脏与瘦肉洗净，沥净水分，剁成陷泥，放进调馅盆，加入葱、姜、精盐、味精、花椒粉和麻油搅匀，再加入山药粉与面粉搅成馅糊备用；另取砂锅置于中火上，加进花生油，待油温八成热时，用汤匙盛上馅糊放入油中炸，待炸至全部浮起、表面金黄时，捞出，沥尽油盛在盘内，便可食用。

【用法】佐餐食用。胰脏与瘦肉选牛、羊、猪均可。

5. 山药胰肚煲

【组成】鲜山药100克，猪胰、猪肚各50克，陈皮、葱段、姜片各10克，精盐1克，味精3克，花椒油、黄酒各5克。

【功用】软化血管，降糖降压，降脂减肥。适用于各型糖尿病和并发血管病变，以及有脂肪肝、胃肠功能紊乱等。

【制法】将山药洗净，削去外皮，切成滚刀块备用，再将猪胰、猪肚洗净，均切成3cm宽、5cm长的块，猪肚用沸水烫一下，捞出放进煲锅中，加进猪胰块和山药块，再放进陈皮、葱段、姜片、黄酒、精盐和1000克水，用慢火煲熟加入味精、花椒油便可。

【用法】佐餐食用。加工猪胰时，注意保留胰液。

6. 山药杞枣炖牛肉

【组成】牛肉 250 克，山药 10 克，枸杞子 20 克，桂圆 10 克，精盐、黄酒、味精、葱段、生姜片、植物油各适量。

【功用】健脑益智，补肾益精，益气养血，补肝肾。适用于糖尿病、水肿、腰腿疼痛等。

【制法】将山药、枸杞子、桂圆肉洗净，放入炖盅内；将牛肉放入沸水锅内烫一下捞出，洗净切成约 4cm 见方的肉片；炒锅上火，放油烧热，倒入牛肉片爆炒，烹入黄酒，炒匀后放入炖盅内，隔水蒸炖 2 小时，至牛肉软烂时取出，拣去葱、生姜，放入味精即成。

【用法】佐餐食用。

7. 黄精山药炖猪肘

【组成】黄精 15 克，山药 30 克，猪肘 1 对，鲜汤 2000 克，黄酒、葱花、生姜末、精盐、酱油、味精、五香粉各适量。

【功用】滋阴补血，止渴降糖。适用于糖尿病等。

【制法】将黄精、山药洗净并用温水润透，分别切成片，放入碗中；将猪肘刮去残毛，洗净，放入沸水锅内烫透，取出，剔去骨头，待用；取一大碗，加黄酒、葱花、生姜末、精盐、酱油，拌匀，将猪肘放入，揉抹均匀，腌渍 30 分钟；汤锅上火，加入鲜汤，将腌渍的猪肘放入，加黄精、山药片，用旺火煮沸，再改用小火煨炖 1 小时，待猪肘透烂，加精盐、味精、五香粉各适量，再煮至沸即成。

【用法】佐餐食用。

8. 山药杞子煲苦瓜

【组成】苦瓜 15 克，山药 20 克，枸杞子 20 克，猪瘦肉 50 克，葱花、生姜末、鲜汤、黄酒、精盐、味精、五香粉各适量。

【功用】益肺补肾，止消渴，降血糖。适用于糖尿病等。

【制法】将苦瓜洗净，去蒂及瓤、籽后，切成小块，将山药、枸杞子分别洗净，山药切成片，盛入碗中，猪肉洗净，切成片，放入油锅中，用中火煸炒，加葱花、生姜末，猪肉变色出香后，加苦瓜片、山药片、枸杞子以及鲜汤适量，旺火煮沸，加黄酒适量，改用中火煲 30 分钟，待肉片熟烂，加精盐、味精、五香粉各少许，拌匀即成。

【用法】佐餐食用。

9. 山药豆白果烧香菇

【组成】鲜白果仁 50 克，鲜山药豆、鲜香菇各 100 克，丁香 1 克，葱、姜末各 3 克，精盐 0.5 克，鸡精 3 克，酱油、红葡萄酒各 5 克，麻油 3 克，花生油 500 克（实耗 20 克）。

【功用】降糖降压，降血脂。适用于各型糖尿病及并发血管性病变。

【制法】将鲜白果仁洗净用沸水烫 5 分钟，捞出沥尽水备用，再将香菇洗净沥尽水切小块待用，另将鲜山药豆刮挫去外皮，洗净并沥净水稍放备用。砂锅置中火上加入花生油，待油温六成热时放入鲜山药豆炸至外皮金黄，沥油加进葱、姜末和精盐略煸炒，加入酱油、红葡萄酒、清水 100 克，同时放进熟白果、鲜香菇和丁香烧熟，加进麻油和鸡精翻匀，盛盘便可食用。

【用法】佐餐食用。鲜白果仁含少量氰氢酸，需热处理后再配餐食用。

10. 参术蒸猪肺

【组成】猪肺 500 克，生晒参 10 克，炙黄芪、白术、山药、荆芥、苏叶各 10 克，大枣 5 枚，调味品适量。

【功用】益气补肺。适用于慢性支气管炎肺脾亏虚、元气不足、平时易感冒等。

【制法】将诸药择净，用布包；猪肺洗净，切块，放入大碗中，纳诸药及葱、姜、胡椒、盐、香菇等调味品，盖上盖，上笼蒸熟，取出，淋上麻油适量即可服食。

【用法】佐餐食用。每周 2～3 剂。

11. 四君蒸鸭

【组成】嫩肥鸭 1 只，山药 20 克，党参 30 克，白术 15 克，茯苓 20 克，调料适量。

【功能】补益心脾，益气摄血之功效。适用于心脾亏虚、气不摄血之血精症。

【制法】将活鸭宰杀、洗净，去掉鸭嘴、足，入沸水中滚一遍捞起，把鸭翅盘向背部；党参、白术、茯苓、山药切片，装入双层纱布袋内，放入鸭腹；将鸭子置蒸碗内，加入姜、葱、黄酒、鲜汤各适量，用棉纸封住碗口，上屉大火蒸3小时，去纸并取出鸭腹内药包。加入精盐、味精。

【用法】每天早、晚饮汤食肉。

12. 山药炖鹿肉

【组成】鹿肉150克，熟地黄30克，巴戟天15克，山药15克，陈皮5克，生姜10克，大枣6枚。

【功用】补肾调经。适用于肾虚之月经先后无定期。

【制法】将鹿肉洗净，切块；其余用料洗净；生姜拍烂；将全部用料加入锅内，加清水适量，入黄酒少许，小火煮1.5～2小时，加食盐调味。

【用法】饮汤吃肉。

13. 山药生地黄精鸡

【组成】山药30克，生地、黄精、枸杞子各20克，母鸡1只（重约1500克），调味品适量。

【功用】滋补肝肾，佐以潜阳。适用于肝肾阴虚型更年期综合征。

【制法】将鸡宰杀去毛及内脏后洗净切块，与生地、黄精、枸杞、山药一起入锅，加清水适量炖熟后调味即成。

【用法】每只鸡分2次食用，每2天1剂，连服5剂。

14. 山药杞子肉

【组成】瘦猪肉100克，山药30克，枸杞子15克。

【功用】健脾滋肾，益精明目。适用于各种慢性眼病。

【制法】将上方洗净切碎，加水煲至烂熟，放入调味品即可。

【用法】饮汤吃肉。

15. 大枣山药炖兔肉

【组成】大枣10枚，山药15克，兔肉150克，生姜2片，精盐适量。

【功用】健脾益气，补血养颜。适用于贫血。

【制法】将兔肉洗净，切块；大枣去核；山药、生姜、兔肉、枣同时放入炖盅内，加清水一碗，隔水炖1.5小时，食前加调料。

【用法】饮汤、食肉。

16. 山药烩兔肉

【组成】兔1只，红葡萄酒75克，山药500克，胡萝卜150克，葱头150克，精盐、胡椒粉、植物油、鸡汤各适量。

【功用】健脾益气，凉血解毒。适用于中、晚期胃癌。

【制法】将兔宰杀，剥皮去内脏，砍成数十块，撒上精盐、胡椒粉拌匀腌渍入味；将山药、胡萝卜、葱头放入油锅中炸成金黄色捞出；将兔肉放入热油中煎成金黄色捞出，放入盛有红葡萄酒、鸡汤的锅中焖至肉烂熟，加入炸好的山药、胡萝卜、葱头，加食盐调味即可。

【用法】佐餐食用。

17. 山药栗子炒瘦肉

【组成】栗子100克，西芹300克，瘦猪肉150克，鸡蛋1个，淀粉、山药粉、植物油、白糖、精盐各适量。

【功用】健脾和胃，养血益气。适用于气血虚弱之贫血、营养不良、气短乏力、大便稀溏等。

【制法】栗子去皮，切开，煮熟；将猪瘦肉洗净，切片；吸气洗净，切段；将猪瘦肉片放入碗内，打入鸡蛋，加山药粉、淀粉、白糖、精盐，拌匀，若太干，可加适量水调匀；把炒锅置中火上，加入植物油，烧至六成热时，放入猪瘦肉，翻炒至变色，再放入栗子肉、西芹，炒至断生起锅。

【用法】每天1剂，佐餐食用。

18. 山药木耳炖牛肉

【组成】牛腿肉500克，黑木耳30克，山药20克，桂圆肉15克，黄酒、精盐、味精、葱段、姜片、植物油各适量。

【功用】补肾生津，益气养血，健体长寿。适用于贫血、肾虚精少、气弱、体质不健、面容衰老等。

【制法】将山药、桂圆肉洗净，放入炖盅内；将牛肉洗净，下废水烫一会儿捞出，切成片；将黑木耳泡发，择洗干净，撕成小片；炒锅烧热，加入植物油烧至八成熟，倒入牛肉爆炒，炒匀后放进炖盅内，将黑木耳、葱段、姜片放入，加清水、精盐、黄酒，上笼蒸至牛肉熟烂取出，加入味精调味即成。

【用法】佐餐食用。

19. 山药杞子炖猪脑

【组成】山药 50 克，枸杞子 15 克，猪脑 1 只，食盐、味精各适量。

【功用】益肝肾，健脑强智。适用于肾虚眩晕、头痛肾衰、腰酸足软等。

【制法】将猪脑漂洗干净，山药、枸杞子洗净，一起放入砂锅内，加入葱、生姜、清水适量。将砂锅置大火上烧沸，移小火煮熟即成。使用时，加食盐、味精调味。

【用法】佐餐食用。

20. 山药莲子炖牛肉

【组成】牛肉 500 克，莲子、山药各 30 克，枸杞子 15 克，桂圆肉 10克，生姜片、葱段、植物油、精盐、味精、黄酒各适量。

【功用】补脾胃，益精血，安心神，增智力。适用于脾胃虚弱引起的心悸、健忘、失眠、烦躁等。

【制法】将牛肉洗净，入开水烫一下，切成厚约 2cm 的片；莲子、山药、枸杞子、桂圆肉洗净，放入大盅内砂锅置中火上烧热，下植物油，加入牛肉片爆炒，烹入黄酒，炒匀后放入大盅内，生姜片、葱段放在上面；炒锅置中火上，加入开水、精盐、黄酒，煮沸后，再倒入大盅内加盖，入蒸笼内蒸至牛肉软烂，撒味精调味即成。

【用法】佐餐食用，不限量。

21. 山药归参猪腰

【组成】当归 10 克，党参 10 克，山药 10 克，猪腰 500 克，酱油、生姜丝、蒜末，香油、醋各适量。

【功用】养血，益气，补肾。适用于血损肾亏所致的心悸、气短、自汗等。

【制法】将猪腰切开，剔去筋膜腺，洗净；将当归、党参、山药装入纱布袋内，扎紧口，一同放入铝锅内；再在铝锅内加水适量，清炖至猪腰疏通，捞出猪腰，冷却后，切成薄片，放入盘子里；将酱油、醋、姜丝、蒜末、香油等与猪腰拌匀食用。

【用法】佐餐食用。

22. 淮药鸡胗

【原料】鸡肫 250 克，鲜怀山药 100 克，青豆 30 克，料酒、姜末、葱花、味精、精盐等调味品适量。

【功用】健脾和胃，消食化积。适用于中老年人脾胃虚弱、不思饮食、精神倦怠、食少腹胀等。

【制法】将鲜山药洗净去皮切成短条片状；新鲜鸡肫洗净，切成薄片放入碗中，加精盐、料酒、胡椒粉拌匀入味；另调酱油、白糖、味精、鸡汤、温淀粉，兑匀成汁。砂锅下油少至七成热时，放入鸡肫片煎熟，用漏勺捞出沥油；炒锅留油少许，下姜末煸炒出香味，入青豆、山药片翻炒数下，再放入熟鸡肫片拌匀，倒入兑好的芡汁翻匀，撒上葱花，淋香油，起锅装盘即可。

【服法】中、晚餐食用。

【注意】油应适量，以免过腻。

【按语】中老年人脾胃虚弱，健运失职，易致饮食停滞，消化不良。本膳以含有大量消化酶的鸡肫配伍山药，健脾消食，调养脾胃，使之脾复健运，胃善消谷，就可以气血，充营养，强健身体。

23. 鸽肉参芪汤方

【组方】党参、黄芪、山药各 30 克，白鸽 1 只，调味品适量。

【功用】健脾益气，补肾益精。适用于脾肾亏虚所致的不孕症。

【制法】将鸽肉洗净，切块，诸药用布包，加水同炖至鸽肉烂熟后，去药渣，调味服食。

【用法】佐餐食用。每日 1 剂。

24. 山药栗子炖瘦肉

【组成】山药 25 克，栗子肉 250 克，猪瘦肉 200 克，精盐适量。

【功效】补益脾肾，益气强壮。适用于肾虚所致的腰腿疼痛、腰脚不遂、小便过多和脾胃虚寒引起的外伤骨折、瘀血肿痛、皮肤生疮、筋骨痛等。

【制法】将栗子肉用沸水浸泡后去皮，然后再将洗净的瘦肉、山药一同放入砂锅内，加清水适量，先用旺火烧开，再改用小火慢炖至瘦肉熟烂，加入精盐调味即成。

【用法】佐餐食用。

25. 山药炖牛肉

【组成】山药 100 克，牛肉丝 100 克，葱花、生姜丝、蒜茸、植物油、精盐、酱油各适量。

【功用】益气健脾，防癌抗癌。适用于消化不良、直肠脱垂等。

【制法】将山药洗净切片，牛肉洗净切成小块，一起放入锅内，加水适量，放入生姜丝、植物油、精盐、酱油适量，煮沸后转慢火至牛肉酥烂，调入葱花、蒜茸拌匀即成。

【用法】佐餐食用。

26. 山药大蒜炖甲鱼

【组成】大蒜 90 克，甲鱼 1 只（约 300 克），枸杞子 15 克，山药 15 克，植物油、精盐、味精适量。

【功用】滋阴养血，扶正抗癌。适用于肺癌化疗、放疗中体虚者。

【制法】将大蒜去皮，洗净压烂；将甲鱼剁头，去爪，揭甲壳，剖去内脏，洗净；把大蒜、枸杞子、山药纳入甲鱼腹中。将甲鱼放入锅中，加清水适量，用小火炖至甲鱼熟烂，再加入植物油、精盐、味精调味即可。

【用法】食肉及大蒜，喝汤。每周食 1 次至 2 次，每次 1 剂，连食 4 周。

27. 山药桂圆炖甲鱼

【组成】甲鱼 1 只，山药 50 克，桂圆肉 20 克，大枣 10 克，植物油、精盐、味精各适量。

【功用】益气养阴，补血益精。适用于胰腺癌放疗、化疗后气阴两亏，身体虚弱者。

【制法】将甲鱼宰杀，去内脏，洗净，切成小块，与山药、桂圆肉同放入砂锅中，加清水适量炖至肉烂熟，加植物油，精盐，味精调味即可。

【用法】食肉喝汤。每天1剂，分2次食完，每周1~2剂，连食3~5周。

28. 洋参山药炖金龟

【组方】西洋参30克，冬虫夏草5克，山药150克，金龟1只，猪瘦肉500克，调味品适量。

【功用】养阴益精，补肾益气，适用于肾气亏虚、生化乏源所致的射精不能症。

【制法】将金龟去甲壳、肠杂，洗净，切块；猪肉洗净，切块；山药去皮，切块；与猪肉、龟肉同放砂锅中，加清水及葱、椒、料酒等，文火炖至龟肉烂熟后，加入食盐、味精调味服食。

【用法】食肉喝汤。

29. 山药鸡肫

【组成】鸡肫3个，山药30克，薏苡仁30克，陈皮6克，姜片、植物油、精盐、味精各适量。

【功效】健脾利湿，行气。适用于胆囊癌手术后或化疗后脾虚湿困、乏力、纳差腹胀者。

【制法】将鸡肫洗净，切成小块，与山药、薏苡仁、陈皮、姜片放入锅中，加清水适量煮至鸡肫烂熟，加入植物油、精盐、味精调味即可。

【用法】每天1剂，分2次至3次食完，连食3~5天。

30. 山药虫草炖牛髓

【组成】牛骨髓100克，山药30克，冬虫夏草6克，调料适量。

【功效】补髓益精，生血抗癌。适用于白血病体虚患者。

【制法】虫草、山药洗净，山药去皮切片；牛骨髓洗净蒸熟，加入虫草、山药及调料、水适量，隔水炖熟。

【用法】每天1次，随意食用。

31. 参芪麻雀煲

【组方】麻雀5只，黄芪、党参、枸杞子、龙眼肉、大枣肉、怀山药、当归各15克，调味品适量。

【功用】补益精血，适用于女子更年期综合征。

【制法】将诸药择净，麻雀去毛及肠杂，与诸药、调味品同放煲中，炖熟服食。

【用法】食肉喝汤。每周2剂，连服7～10剂。

32. 山药当归黄芪虾

【组方】怀山药、当归、党参、黄芪、枸杞子、大枣各10克，鲜虾150克，调味品适量。

【功用】补益精血。适用于女子更年期综合征经行紊乱、头晕耳鸣、心悸失眠等。

【制法】在砂锅中放入高汤，然后将诸药放入锅中，文火煮开锅10分钟后，放入料酒、味精、精盐少许煮沸，然后把鲜虾用开水过一遍，即放入砂锅中煮2～3分钟即可。

【用法】2日1剂，连食1～2个月。

33. 山药烧甲鱼

【组成】甲鱼1只（约500克左右），山药50克，枸杞50克，山栀15克，知母15克，猪肥瘦肉100克，蒜100克，姜20克，葱白20克，熟猪油70克，酱油15克，精盐5克，味精1克，胡椒粉1克，肉汤1000克。

【功用】滋阴降火，补益脾肾。适用于阴虚火旺之不射精。

【制法】将甲鱼腹部朝天，待头伸出时，用刀宰去其头，放尽血，然后放沸水中煮约10分钟捞起，用小刀将甲鱼周围的裙边、腹部软皮与四肢粗皮刮洗净，再入开水中煮5分钟，去其腥味捞出；将猪肉洗净切成块，入开水中烫几分钟；中药洗净，装入纱布中封口；砂锅置旺火上，下熟猪油烧至六成热，下姜、葱炒出香味，加猪肉炒几下，再放精盐、酱油、黄酒15克、肉汤、中药包烧开，倒入砂锅内加盖，置于小火上，放入甲鱼及胡椒粉、大蒜，入笼，蒸熟；砂锅放置旺火上，放入蒸熟的大蒜，待汤汁收浓至100克时，拣出姜、葱、中药包不用，加入味精，淋麻油搅匀入盘。

【用法】佐餐食用，每天2～3次。

34. 山药枸杞炖鹿茸

【组成】鹿茸片6克，怀山药30克，枸杞子15克，生姜、红枣、米酒各少许。

【功用】补养肝肾，强筋健骨。适用于肥大性关节炎、结构性关节炎、类风湿性关节炎等属于肾阳虚、精血亏者。症见关节酸痛，筋骨无力，负重或劳累后加重，精疲乏力，头晕耳鸣，肢冷畏寒，小便清冷，舌淡胖苔薄白，脉细弱。

【制法】将怀山药、枸杞子、生姜、红枣洗净，与米酒、鹿茸片一齐放入炖盅肉，加开水适量，文火隔水炖2小时，调味即可。

【用法】随量饮用。

35. 山药地黄蒸鸭

【组成】白鸭1只（2000克左右），莲子、生地黄各100克，葱、生姜、胡椒粉、黄酒、清汤、精盐各适量。

【功用】滋肾阴，益精血。适用于肾阴亏虚、腰腿疼痛、精液稀少等。

【制法】葱、生姜分别洗净均切丝；山药洗净，去皮，切丁；鸭宰杀后去毛、去肠杂，洗净，去全身骨头，切丁，用精盐、胡椒粉、黄酒、葱、生姜拌匀，腌1小时左右；生地用黄布包后垫在大碗底，把鸭肉、莲子、山药丁与枸杞子拌匀后放在生地黄袋上，注入清汤，上笼蒸约2小时，至鸭肉煮烂，扣盘中，去生地黄布包后食用。

【用法】佐餐食用。

36. 虫草山药牛髓

【组成】牛骨髓150克，虫草5克，山药10克，生姜、葱、胡椒、精盐、味精各适量。

【功用】补精益智，壮腰安神。适用于腰腿疼痛、遗精、勃起功能障碍等。

【制法】牛骨髓装入瓦盆中，放入山药粉、虫草、精盐、黄酒、葱、生姜片、清水、味精，盖上盆盖，旺火上笼，蒸 1 小时即成。

【用法】每天晚餐当菜佐食。

37. 洋参虫草炖金龟方

【组方】西洋参 30 克，冬虫夏草 5 克，山药 150 克，金龟 1 只，猪瘦肉 500 克，调味品适量。

【功用】养阴益精，补肾益气。适用于肾气亏虚、生化乏源泉所致的射精不能症。

【制法】将金龟去甲壳、肠杂，洗净，切块；洗净，切块；山药去皮，切块；与猪肉、龟肉同放砂锅中，加清水及葱、姜、椒、料酒等，文火炖至龟肉烂熟后，加入食盐、味精调味服食。

【用法】佐餐食用。

38. 果茶山药

【组成】山药 500 克，山楂果茶 100 克，桂花酱 5 克，白糖 15 克。

【功用】补益脾肾，降低血脂，软化血管。适用于高脂血症。

【制法】将山药洗净，蒸熟剥去皮，碾成泥，可做成各种形状（如萝卜形、花瓣形、桃形）。用果茶饮料加入桂花酱，白糖调匀，浇在山药上即可。

【用法】佐餐食用。

39. 山药芝麻片

【组成】山药 300 克，炒熟黑芝麻 20 克，青红丝 10 克，白糖、植物油各适量。

【功用】健脾和胃，补益肺肾。适用于贫血、慢性胃炎等。

【制法】将山药洗净，去皮，切成寸段，再纵剖成条，豆油烧热，将山药条炸黄捞出。倾去余油，留少许底油将白糖熬化，倒入山药调翻拌使挂上糖浆，撒上熟芝麻、青红丝，装盘即成。

【用法】当点心食用，量随意。

40. 枣泥核桃仁

【组成】核桃仁 50 克，枣泥 250 克，山药泥 50 克，猪油 125 克，可可粉 15 克，植物油适量。

【功用】温补肾阳，宁心安神，润肠通便。适用于肾阳不足型失眠症，对伴有习惯性便秘者尤为适宜。

【制法】将核桃仁压碎，加入枣泥、山药泥，搓成馅心；取面粉 200 克加猪油 100 克拌匀成干油酥；余下的面粉加猪油 25 克、可可粉和水拌成水油酥；将干油酥包入水油酥中擀成长方形，卷成筒状，切成块，压圆皮；将馅心包入其中，油煎至金黄色。

【用法】每天 2 次，每次 30～50 克。

41. 山药豌豆泥

【组成】豌豆 300 克，鲜山药 400 克，白糖、糖桂花、植物油各适量。

【功效】补中益气，解毒利水。适用于慢性前列腺炎等。

【制法】将豌豆洗净，煮烂，制成豆泥；山药洗净，上大火在沸水锅内蒸熟，取出剥去外皮，同样制成泥；炒锅上火，放油烧热，将山药泥倒入锅内，翻炒，加白糖再翻炒，直炒至山药泥水分收干起酥，倒入圆盘半边；炒锅再上火，放油烧热后，倒入豌豆泥，不断翻炒，放白糖，再翻炒，炒至豌豆泥水分收干，倒在圆盘另半边，撒上糖桂花即成。

【用法】当点心食用。

42. 山药炒四季豆

【组成】山药 250 克，四季豆 250 克，荸荠 150 克，蒜泥、植物油、精盐、白糖、麻油、味精、湿淀粉各适量。

【功用】健脾养胃，防癌抗癌。适用于胃癌。

【制法】将山药洗净，削皮，切片；四季豆摘取两头，掐断，洗净；将植物油放入山药熟透，起锅装盘，再将锅洗净，烧干，放入植物油，烧至稍冒烟，倒入四季豆、荸荠，炒至豆转深绿色，加清水少许及精盐、白糖、蒜泥、焖煮 1 分钟，加味精、湿淀粉勾芡，起锅盛在山药上拌匀，浇上麻油即可。

【用法】可经常食用。

43. 虾仁山药角

【组成】新鲜山药 250 克，虾仁 100 克，水发香菇、猪肉、韭黄各 25 克，麦淀粉、麻油、精盐、糖、胡椒粉、味精、黄酒、植物油各适量。

【功用】健脾止泻，温肾壮阳。适用于勃起功能障碍、性欲低下。

【制法】将新鲜山药洗净，上笼蒸酥，去皮，研成泥状，麦淀粉用适量沸水烫透后，同山药泥一起和匀，制成坯皮；将少量山药洗净，切粒，虾仁、水发香菇、猪肉、韭黄同时切粒，用少许油煸炒，再加精盐、白糖、黄酒、胡椒粉，用湿淀粉勾芡后淋上少许麻油，即成馅心；坯皮切成小段，压扁后包入馅心，做成一头大一头小的角型。锅内放油烧热，放入生坯，炸 2～3 分钟，待呈黄色时捞出即成。

【用法】佐餐食用。

44. 桂花山药

【组成】鲜山药 500 克，糖桂花 5 克，熟猪油、白糖各适量。

【功效】健脾止泻，益肾固精，促进食欲。适用于遗精、早泄。

【制法】将鲜山药洗净，蒸熟，去皮，用刀平压成泥，盛入碗内。炒锅上中火烧热，放入猪油，将白糖、山药泥放入熬炒 2 分钟，撒上糖桂花，拌匀装盘。

【用法】佐餐食用。

45. 蜜汁山药段

【组成】鲜山药 1000 克，鸭梨 2 个，苹果 2 个，山楂糕 10 克，瓜仁 10 克，葡萄干 10 克，青梅 10 克，白糖 100 克，桂花卤适量。

【制法】将山药去皮洗净，用开水烫一下，然后加工成 10cm 长、手指粗细的山药段，洗净用开水烫一遍；将梨、苹果去核切成小丁；将白糖放入砂锅内加两小碗水，旺火烧开，放入山药段，待再开时转用小火，此时把梨丁、苹果丁放入锅内，随山药煮半小时；将山药捞出放在大盘内；将糖汁过箩，去掉果皮杂物，再熬浓，下入桂花，将所有果料散在山药上，浇上蜜汁即成。

【功用】滋补生津，益肺固精。适用于早泄。

【用法】佐餐食用。

46. 山药地黄鹌鹑蛋

【组成】熟地 20 克，枸杞子、山萸肉、山药各 30 克，鹌鹑蛋 20 个，葱、生姜、精盐各适量。

【功用】益气健脾，滋补肝肾。适用于佝偻病患儿。

【制法】先将鹌鹑蛋煮至八成熟，去皮，与上 4 味药及调料装入砂锅中，加适量水煮 15 分钟即成。

【用法】每天早、晚各吃 2 个鹌鹑蛋。

47. 一品山药

【组成】鲜山药 500 克，面粉 150 克，核桃仁 100 克，什锦果料、白糖、猪油、蜂蜜、豆粉适量。

【功用】益脾补肾壮骨。适用于小儿佝偻病。症见形体虚胖，多汗无力，易惊多惕，夜眠不安，肌肉松弛，发稀色黄。

【制法】将鲜山药洗净，去皮蒸熟后放在大碗内，加面粉揉成面团，放在盘中，拼成圆饼状，饼上摆核桃仁，什锦果料，然后放入蒸锅内，置大火上蒸 20 分钟，将蜂蜜、白糖、猪油、豆粉放入另一蒸锅内，熬成糖汁，浇在圆饼上即成。

【用法】可作点心，每天 2 次，每次 50~100 克。

48. 山药杞子炖田鸡

【组成】田鸡 2~3 只，山药 12 克，枸杞子 10 克，生姜 1 片。

【功用】滋阴补虚，健脾益血。适用于小儿营养不良。

【制法】田鸡去皮、肠脏、头、爪，洗净斩件；山药洗净，清水浸半小时；枸杞子、生姜洗净；把全部用料放入炖盅内，加开水适量，炖盅加盖，隔开水小火炖 2 小时，调味供用。

【用法】佐餐食用。

49. 炒三泥

【组成】熟枣泥 500 克，山药 500 克，鲜豌豆 750 克，桂花卤、白糖、猪油各适量。

【功用】健脾益气。适用于小儿厌食症等。

【制法】将山药削去皮，冲洗干净，切成段放入盘中，装入笼屉蒸熟，取出后擦成泥；把鲜豌豆去壳煮熟，制成泥；炒锅上火，加入少许猪油，下入枣泥，加入白糖，炒去水分，然后加少许油，炒至松酥，出锅盛入盘中一角，令取炒锅上火，放入少许猪油烧热，倒入山药泥，炒去水分，再放入少许猪油，加入白糖、桂枝卤继续翻炒，然后盛入盘中另一角；原锅洗净上火，放入少许猪油烧热，倒入豌豆炒去水分，再放入少许猪油，加入白糖、桂花卤稍炒，出锅倒入盘中另一角即成。

【用法】佐餐食用。

50. 山药大枣炖兔肉

【组成】大枣 10 枚，山药 15 克，兔肉 150 克，生姜 2 片精盐适量。

【功用】健脾益气，补血养颜。适用于小儿厌食症等。

【制法】将兔肉洗净，切块，大枣去核，山药、生姜同放入炖盅内，加清水一碗，隔水炖 1.5 小时，食前加调料。

【用法】佐餐食用，饮汁、食肉。

51. 鹿茸山药烧甲鱼

【组成】甲鱼 600 克，鹿茸片 1 克，山药 10 克，调料适量。

【功用】温补脾肾，固摄冲任。适用于脾肾阳虚型功能性子宫出血。

【制法】甲鱼宰杀糊，去甲、头、爪、内脏，洗净，用酱油浸泡入味，入热猪油锅内炸至金黄色，捞出，置碗内。锅内留油，入葱、姜、花椒制成调味，倒入甲鱼碗内，再加黄酒、酱油、味精、鸡汤、白糖、鹿茸片、山药，上屉蒸熟，取出，滗出原汤，将汤烧开，淋入湿淀粉勾芡，撒上香菜，倒入甲鱼碗内。

【用法】食肉饮汤，分早、晚各 1 次服用。

52. 软炸白花鸽

【组成】山药 50 克，鸽肉（无骨）250 克，鸡蛋 2 个，酱油、黄酒、淀粉、味精、花椒粉、味精、植物油各适量。

【制法】山药其切片烘干打成细末；鸽肉洗净去皮，切成十字刀花，再改成约2cm见方的块装入碗内，用黄酒、味精、酱油腌渍约20分钟，再用鸡蛋清调山药粉、淀粉成糊状待用；炒锅置于火上倒入植物油，至油八成热时，离火，待油温降至五成热时，将腌好的鸡肉用蛋糊搅拌匀逐个入锅中翻炸，糊凝捞出；将锅重置火上，待油温升高后，再同时将鸽肉块下锅复炸一次，待色成金黄时，捞出淋去油，装入盘内，撒上花椒粉和精盐，和匀即成。

【功用】补脾肾，益阴血，治口渴。适用于闭经、皮肤过敏瘙痒症。

【用法】佐餐食用。

53. 香炸山药圆

【组成】鲜山药700克，黑芝麻50克，糯米粉250克，鸡蛋2个，淀粉50克，白糖300克，植物油1000克。

【功用】补肾胃，益肝肾，乌须发。适用于经行眩晕。

【制法】将鸡蛋打散，加干淀粉调成稀蛋糊；山药洗净，上笼大火蒸熟后剥去皮；凉后捣泥，放于碗肉，加白糖、糯米粉拌匀，做成圆子，蘸上蛋糊，滚上洗干净的芝麻，下八成热的油锅炸至浮起，捞出沥去油，装盘。

【用法】随意食用。

54. 参杞山药炖鹌鹑

【组成】鹌鹑2只，丹参30克，枸杞子12克，山药15克，精盐适量。

【功用】补气养阴，健脾益肾。适用于产后出血。

【制法】党参、山药、枸杞子洗净；鹌鹑活宰，去毛、脚、肠脏，洗净，斩块；把全部用料放入炖盅，加开水适量，盖好盖，隔开水小火炖2小时，加精盐调味。

【用法】佐餐食用。

55. 玉竹山药兔肉煲

【组成】兔肉250克，玉竹、山药各30克，大枣4枚，精盐适量。

【功用】养阴柔筋。适用于血虚型产后身痛。

【制法】玉竹、山药、大枣（去核）洗净；兔肉洗净，切块；把全部用料放入锅中，加清水适量，大火煮沸后，改小火煲 2 小时，加精盐调味。

【用法】佐餐食用，饮汤吃肉。

56. 山药烧鲫鱼

【组成】鲫鱼两尾（重约 600 克），山药 30 克，精盐 3 克，味精 2 克，白糖 5 克，酱油 5 克，醋 5 克，黄酒 10 克，植物油 500 克（实耗约 50 克），麻油、葱段、生姜片、鲜汤各适量。

【功用】调理冲任，通络散结。适用于冲任失调型乳腺增生。

【制法】将鲫鱼剖腹去内脏，塞入山药，入热油锅中炸至金黄色，捞出沥油。锅留底油，下葱段、生姜片煸出香味后加酱油、醋、鲜汤，拣出生姜片、葱段，加入黄酒、精盐、白糖，下入鲫鱼，烧沸后移小火上炖 10 分钟，下麻油、味精，起锅装盘即成。

【用法】佐餐食用。

57. 山药蒸乌骨鸡

【组成】净乌骨鸡 1 只（重约 1000 克），山药 40 克，核桃 10 枚，水发香菇 25 克，笋片 25 克，黄酒 50 克，鲜汤 1000 克，味精、精盐各适量。

【功用】调理冲任，通络散结。适用于冲任失调型乳腺增生。

【制法】将山药除去粗皮，纵切成长约 10cm 的薄片，枸杞子洗净备用；净鸡去脚爪，剖开背脊，抽取头颈骨留皮，下沸水锅中烫一烫取出，洗净血秽；将鸡腹向下放在汤碗中，加入黄酒、味精、精盐、鲜汤、山药、核桃，将香菇、笋片、火腿片摆在鸡面上，随即上笼蒸 2 小时左右，待鸡酥烂时取出即成。

【用法】佐餐食用。效果甚佳。

58. 芪术山药牛肚汤方

【组方】黄芪 15 克，白术 10 克，山药 50 克，牛肚 500 克，调味品适量。

【功用】益气健脾止汗。适用于产后汗出异常。

【制法】将黄芪、白术用布包；山药洗净，去皮，切块；牛肚洗净，同置锅中，加清水适量炖至牛肚烂熟后，去药包；将牛肚取出切片，再放回汤中，加葱、姜、椒、盐等调味，煮沸取食。

【用法】佐餐食用。效果甚佳。

59. 洋参加皮山药鸡方

【组方】西洋参 10 克，五加皮 30 克，鲜山药 150 克，鸡肉 250 克，调味品适量。

【功用】养阴益肾。适用于肾阴虚所致的腰膝酸痛，眩晕耳鸣，失眠多梦，男子遗精早泄，女子经少经闭，或见崩漏，形体消瘦，潮热盗汗，五心烦热，咽干颧红，溲黄便干，舌红少津，脉细数等。

【制法】将西洋参、五加皮择净；山药去皮，洗净，切块；鸡肉洗净切块，飞水后，与西洋参、五加皮同放锅中，加清汤适量，武火煮沸后，下山药、葱、姜、椒等，待煮至鸡肉熟后，加入食盐、味精等调服。

【用法】饮汤食鸡，嚼食诸药，每日 1 剂，连续 1 周。

60. 当归黄芪虾方

【组方】当归、黄芪、枸杞子、大枣、党参、怀山药各 10 克，鲜虾 150 克，调味品适量。

【功用】补益精血。适用于女子更年期综合征经行紊乱、头晕耳鸣、心悸失眠等。

【制法】在砂锅中放入高汤，然后将诸药放入锅中，文火药味煮开锅 10 分钟后放入料酒、味精、精盐少许煮沸。然后把鲜虾用开水过一遍，即可放入砂锅中煮 2~3 分钟。

【用法】2 日 1 剂，连食 1~2 个月。

61. 参芪枣药鸡方

【组方】党参、黄芪各 30 克，大枣 5 枚，山药 150 克，母鸡 1 只，调味品适量。

【功用】益气健脾，补益精血。适用于气虚失摄之经来量多等。

【制法】将党参、黄芪用布包；山药去皮，洗净，切块；母鸡去毛杂，洗净，切块，同大枣放锅中，加清水适量炖至鸡肉烂熟后，去药包，加姜、葱、食盐、味精调味即可。

【用法】经期服用，连服 1～2 剂。

62. 洋参山药鸡方

【组成】西洋参 5 克，山药、薏苡仁各 30 克，乌鸡 1 只，调味品适量。

【功用】养阴利湿，健脾益肾。适用于妇女经来水肿、更年期水肿等。

【制法】西洋参、山药、薏苡仁择净备用。乌鸡去毛杂，洗净，剁块，放入锅中加清水适量，文火煮沸后，去浮沫，加西洋参、山药、薏苡仁等，文火煮至鸡肉烂熟后，加食盐等调味即可。

【用法】每周 2 剂。

63. 山药莲子炖鸡

【组成】鸡半只，山药 30 克，莲子 50 克，生姜数片，精盐适量。

【功用】养血，补虚，安胎。适用于身体虚弱、胎动不安、营养不良、贫血等。

【制法】将生姜片加水煮沸，把切好的鸡块倒入，稍烫即取出，以除腥味，然后移入炖锅中，加入山药、莲子及开水适量，加盖，小火炖约 1 小时，精盐调味。

【用法】佐餐分次食完，常食为宜。

64. 山药桑寄煮鸡蛋

【组成】山药 30 克，桑寄生 30 克，大枣 20 枚，鸡蛋 2 个，白糖适量。

【功用】补气养血，滋养胎元。适用于气血虚弱型胎儿宫内生长迟缓。

【制法】将山药、桑寄生、大枣、鸡蛋洗净后放入锅内，加清水适量，小火煮 0.5 小时，将鸡蛋去壳再煮 0.5～1 小时，加入白糖融化即可。

【用法】饮汤吃鸡蛋，1 天之内服完。

【注意】血热者忌用。

65. 多宝山药黑豆

【组成】鲜山药 300 克，熟黑豆粉、黑芝麻、炸花生米各 30 克，橘红粒 20 克，蜜冬瓜条 15 克，炸核桃仁、蜜枣各 30 克，熟猪油、白糖各适量。

【功用】滋补肝肾，健脾宽肠，滋阴养颜。适用于慢性前列腺炎等。

【制法】将鲜山药去皮，洗净，蒸熟，压成泥；蜜枣切成粒；锅上中火，放油滑锅，加入开水少许，下山药泥搅散，加入熟猪油，炒片刻后加白糖，炒至出油，加入熟黑豆粉、黑芝麻、炸花生米、橘红粒、蜜冬瓜条、炸核桃仁、蜜枣，小火翻炒均匀，起锅入盘即成。

【用法】当点心，量随意。

第二节 山药汤类

1. 山药莲子煲龟汤

【组成】乌龟1只，鲜土茯苓150克，莲子50克，枸杞子20克，冬虫夏草3克，山药10克，大枣10枚，精盐、味精各适量。

【功用】平肝补肾，益气健脾，去浊。适用于慢性肾炎等。

【制法】将乌龟宰杀后去头、爪、内脏，洗净，切块；鲜土茯苓洗净，切块；莲子、枸杞子、冬虫夏草洗净；一同放入锅内，加水及精盐，先大火煮沸，然后小火煲2~3小时，加味精调味即成。

【用法】饮汤，食甲鱼肉、莲子、枸杞子、冬虫夏草。

2. 山药桂枝甲鱼汤

【组成】山药30克，桂圆肉20克，荔枝核30克，甲鱼1只（约重500克）。

【功用】滋阴养肝消肿。适用于肝阴不足，外邪侵入下焦而致睾丸肿大，灼热疼痛，小便短赤，舌苔薄白，脉弦数。

【制法】将甲鱼宰杀，洗净去杂肠，连甲鱼肉加适量水，与山药、桂圆肉、荔枝核煮至烂熟，吃肉喝汤。

【用法】佐餐食用。

3. 山药熟地甲鱼汤

【组成】甲鱼1只，莲子、山药各50克，女贞子、熟地黄各15克，陈皮9克，精盐、味精适量。

【功用】滋阴安神，平肝益肺。适用于阴虚热盛、肝火上亢之烦躁失眠等。

【制法】甲鱼宰杀后去肠杂及头、爪，洗净，切块，与各药共煮汤，去药渣，加精盐、味精调味即成。

【用法】吃甲鱼肉，喝汤，每天1次。

4. 山药生地甲鱼汤

【组成】生地30克，山药30克，甲鱼1只（重约250克），精盐，味精，葱段，生姜片各适量。

【功用】滋阴补肾。适用于肾阴虚之前列腺增生。

【制法】甲鱼活杀，去内脏，洗净；生地、山药洗净切片；砂锅内放适量水，放入甲鱼、生地、山药、精盐、葱、姜、大火烧开后，小火烧至甲鱼肉熟透，撒味精即可。

【用法】适量饮服，或佐餐服食。

5. 山地二子甲鱼汤

【组成】甲鱼1只（约1000克），枸杞子30克，山药30克，熟地黄15克，女贞子15克，生姜、葱段、味精、精盐各适量。

【功用】滋阴血，补肝肾。适用于肝肾阴虚、虚阳外潜所致阴茎异常勃起。

【制法】将甲鱼先放温水中，使其放尽尿，宰去头，剖除内脏，刮洗干净；将枸杞、山药、熟地、女贞子洗干净，用纱布袋装好，扎紧口备用；将药袋纳入甲鱼腹中，放入砂锅中，加水适量；先用大火烧开，后以小火慢炖，至甲鱼熟烂时，拣去药袋，加入味精、精盐调味即成。

【用法】佐餐食用。

6. 山药甲鱼补肾汤

【组成】枸杞子、山药各30克，黑木耳、桑葚各15克，甲鱼1只，精盐、味精、麻油各适量。

【功用】滋补肝肾，软坚散结，防癌抗癌。适用于肝肾虚亏之肝癌等。

【制法】黑木耳泡发，去根蒂，洗净，摘成小朵；将活甲鱼宰杀，去头及内脏，洗净，与山药、枸杞子、桑葚一同入锅，加水适量煮熟，放入黑木耳稍煮，淋麻油，加味精、食盐调味即成。

【用法】佐餐食用。

7. 山药芡实甲鱼汤

【组成】甲鱼250克，山药、芡实各30克，生姜4片。

【功用】补虚健脾，祛湿止带。适用于脾虚型慢性子宫颈炎。

【制法】甲鱼活宰，去内脏，爪甲，洗净，斩件；山药、芡实、生姜洗净；把全部用料放入锅，加清水适量，大火煮沸后，小火煲约2小时，调味。

【用法】佐餐食用。

8. 山药杞子鲢鱼汤

【组成】鲢鱼1条，山药20克，枸杞子15克，桂圆肉10克，生姜丝、黄酒、胡椒粉、精盐、味精各适量。

【功用】补肾益肝，填精补髓。适用于身体虚弱、肾精亏虚而致精液稀少、精子活动力弱之不育症等。

【制法】鲢鱼去鳞及内脏，洗净后切成块，用热油、姜丝起锅，将鱼块爆炒之，加黄酒，捞起；将鲢鱼、洗净的山药、枸杞子、桂圆肉同放入锅中，加适量的清水用小火煲2小时，调味后即可食用。

【用法】佐餐食用。

9. 山药章鱼瘦肉汤

【组成】猪肉450克，莲子（去心）30克，山药30克，章鱼60克，蜜枣5枚，生姜4片。

【功用】健脾开胃，益精补血。适用于不育症等。

【制法】猪肉洗净，放入沸水中煮5分钟，过冷水；章鱼洗净泡发；山药、莲子肉、生姜洗净，与蜜枣、猪肉、章鱼一齐放入锅中，加清水适量，大火煮沸后，小火煲3小时，调味供用。

【用法】佐餐食用。

10. 山药香菇墨鱼汤

【组成】山药20克，茯苓10克，水发墨鱼250克，五花猪肉150克，水发木耳 30 克，香菇 50 克，葱花、姜片、料酒、精盐、味精、胡椒粉、骨头酌量备用。

【功用】健脾开胃，补肾益精。

【制法】将水发墨鱼丸、水发木耳、香菇、五花肉均洗净，分别切成片状；然后将五花猪肉、墨鱼过油爆炒；烹料酒后，倒入骨头汤 3000ml，放入山药、茯苓、木耳、香菇、姜片，先用武火煮沸，在改用文火慢煨至墨鱼猪肉熟烂，调入精盐、味精、胡椒粉，撒上葱花，装入汤碗，趁热食用。

【用法】中、晚餐食用。

【适应对象】中老年人营养欠佳，体倦乏力，食欲不振等。

【注意】外感期间不宜食用。

【按语】墨鱼含蛋白质、脂肪、维生素 B_1、维生素 B_2 和烟酸、钙、磷、铁等，其味甘咸，性平，能补肝肾，养血滋阴。《医林纂要》称墨鱼能"补心通脉，和血清肾，去热保精。"配伍山药、茯苓健脾益胃，香菇补脾益气，共奏补肝肾、益脾胃之功效。此汤清香爽口，是夏令清补之佳品。

11. 黄芪山药墨鱼汤方

【组成】黄芪 10 克，山药 150 克，墨鱼肉 50 克，调味品适量。

【功用】补脾益肾。适用于肾虚遗尿。

【制法】将黄芪择净，放入铁锅中，加清水适量，煎取汁，加山药片、墨鱼肉煮熟后调味服食。

【用法】每日 1 次，连食 7～10 天。

12. 山药参芪泥鳅汤

【组成】泥鳅 5 条，党参、黄芪各 25 克，山药 50 克，生姜片，大枣 5 枚。

【功用】虚敛汗。适用于营养不良、体虚自汗等。

【制法】将泥鳅放清水中养 3 日，令其排出污物，而后放油锅中煎黄，加水 3 碗，同诸药共煎汤。

【用法】取汁饮服。

13. 山药泥鳅汤

【组成】泥鳅 250 克，山药 50 克，大枣 10 枚，姜、盐、味精各适量。

【功效】健脾和胃，化食消积。适用于小儿厌食症。

【制法】泥鳅用花生油煎至金黄色，加水 3 碗，放入山药、大枣等炖至熟透，入生姜、精盐、味精调味。

【用法】佐餐食用。

14. 山药黑木耳海螺汤

【组成】黑木耳 30 克，山药 15 克，海螺肉 15 克，苦瓜 100 克，鸡汤 600 克，姜、葱、蒜、精盐、味精、植物油、麻油各适量。

【功用】滋阴补血，益气强身。适用于气虚体弱、阴血不足、产后贫血等。

【制法】黑木耳泡发，洗净；山药洗净，发透，切片；苦瓜洗净，切 4cm 见方的块；海螺肉洗净，切片；姜洗净，去皮，切片；葱剥洗干净，切段；蒜去皮，切两半；把锅置大火上烧热，加入植物油，烧至六成热时，加入蒜、姜、葱爆香，下入海螺肉、黑木耳、山药、精盐，加鸡汤，用大火烧沸后再用小火煮 30 分钟，撒入味精，淋上麻油即成。

【用法】佐餐食用，每天 1 次。

15. 山药鱼鳔瘦肉汤

【组成】猪瘦肉 250 克，山药 30 克，鱼鳔 15 克。

【功用】滋阴补肾，涩精止带。适用于肾阴虚型老年性阴道炎。

【制法】山药洗净；猪瘦肉洗净，切块；鱼鳔用水浸发，洗净切丝；把全部用料放入锅，加清水适量，大火煮沸后，改小火煲 2 小时，调味供用。

【用法】佐餐食用。

16. 山药牡蛎汤

【组成】牡蛎肉 250 克，鲜山药 250 克，猪油、精盐、味精各适量。

【功效】活血化瘀，止血。适用于瘀血阻络型特发性血小板减少性紫癜。

【制法】将牡蛎肉洗净，切片，与去皮洗净的山药片同入锅中，加水适量，先以大火煮沸，再改为小火炖至牡蛎肉熟烂，加入猪油、精盐、味精适量即成。

【用法】当汤佐餐，吃肉饮汤。

17. 山药巴戟天羊骨汤

【组成】巴戟天38克，山药20克，生姜2片，羊骨1200克，大枣（去核）10枚，精盐适量。

【功用】补肾温阳。适用于贫血，虚劳羸瘦，肾脏虚冷而致腰脊转动不利、腰膝无力、筋骨挛痛或脾胃虚弱而至久泻、久痢等。

【制法】羊骨（新鲜者佳）用清水洗净，剁块，备用；巴戟天、山药用清水洗净，备用；生姜用清水洗净，刮去外皮，切2片，备用；大枣清水洗净，去核，备用；将以上原料一起放入瓦煲内，加入适量清水，小火煲4小时，加入精盐少许调味即可。

【用法】饮汤，每天1~3次。

18. 山药虫草羊肉汤

【组成】羊肉750克，冬虫夏草4克，山药30克，枸杞子15克，生姜6克，蜜枣30克，精盐适量。

【功用】温补脾肾，益精养血。适用于脾肾阳虚之贫血，对再生障碍性贫血尤为适宜。

【制法】将羊肉洗净切块，入沸水锅中烫一下，与洗净的冬虫夏草、山药、枸杞子、生姜、蜜枣一同放入砂锅内，加适量水，用大火煮沸后转入小火炖3小时，调入精盐即成。

【用法】佐餐食用。

19. 山药羊心菟丝汤

【组成】新鲜羊心30克，羊脊骨2副，山药30克，菟丝子10克，肉苁蓉20克，粳米100克。

【功用】补肾健脾，补钙催眠。适用于肾阳不足型失眠症，对伴有慢性腹泻、骨质疏松症者尤为适宜。

【制法】将羊脊骨洗净，敲碎；羊心切片后洗净，放入清水浸泡1小时，去血水，取出后切成1cm厚的小条块；山药、菟丝子、肉苁蓉洗净后晒干或烘干，共研为粗末，装入纱布袋中，扎进袋口；粳米淘洗后与羊脊骨、羊心片、药袋同放入砂锅中，加适量水，先用大火煮沸，去浮沫，烹入黄酒，放入少量花椒、茴香，再用小火煨炖 1 小时，待羊心酥烂，取出药袋，加精盐、葱白、生姜、胡椒粉、味精，搅拌均匀，煮至沸即可。

【用法】当汤佐餐，随意食用。

20. 山药苁蓉羊脊骨汤

【组成】羊瘦肉 500 克，羊脊骨 1 副，山药 50 克，菟丝子 10 克，肉苁蓉 20 克，核桃仁 2 个，糯米 100 克，葱白 3 根，生姜少许，花椒、黄酒、胡椒粉、大茴香、小茴香、精盐各适量。

【功用】补肾壮阳，填精补髓。适用于肾阳不足，肾精亏损而致勃起功能障碍、早泄、精冷不育症、形寒肢冷等。

【制法】羊脊骨剁成数节，用清水洗净；羊瘦肉洗净后，烫去血水，再洗净切成 5cm 厚的条状块；山药、肉苁蓉、菟丝子及核桃肉用纱布袋装好并扎口；将生姜、葱拍碎；将中药、羊肉、羊脊骨和粳米同时放入砂锅内，注入清水适量，大火烧沸，撇去浮沫，放入花椒、大茴香、小茴香及黄酒，改小火继续炖至肉烂为止；将肉、汤出锅装碗后，加胡椒粉、精盐调好味即可。

【用法】佐餐食用，每天 1～3 次。

21. 虫草莲子羊肉汤

【组成】羊肉 750 克，莲子 150 克，冬虫夏草 20 克，山药 30 克，枸杞子 15 克，生姜 4 片，蜜枣 4 枚，精盐、味精各适量。

【功用】温补肝肾，益精壮阳。适用于精液稀少之不育症等。

【制法】羊肉洗净，切块，用开水脱去膻味；莲子、冬虫夏草、山药、枸杞子洗净，与羊肉、生姜、枣一齐放入锅中，加清水适量，大火煮沸后，小火炖 3 小时，精盐、味精调味即成。

【用法】佐餐食用，也可分次食用。

22. 羊肉温补汤

【组成】瘦羊肉 500 克，肉苁蓉 20 克，菟丝子 15 克，山药 20 克，核桃肉 20 克，羊脊骨 1000 克，黄酒、精盐、花椒、茴香、胡椒粉、葱段、生姜片适量。

【功用】补肾壮阳。适用于肾虚型慢性前列腺炎。

【制法】将羊脊骨剁成段，用清水洗净下锅；将肉苁蓉、菟丝子、山药、核桃洗净装入纱布袋中，扎紧口，放入锅中，再将花椒、茴香装袋扎紧口，一同放入锅中，注适量清水烧开，撇去浮沫，再下黄酒、精盐，小火烧至肉烂，将肉装碗，汤中撒胡椒粉调味浇碗中即可。

【用法】佐餐服食。

23. 黄芪羊肉汤方

【组成】黄芪 30 克，山药 250 克，羊肉 1000 克，调味品适量。

【功用】温阳补肾。适用于产后气虚遗尿症。

【制法】将羊肉洗净；山药择净，去皮，切段；将黄芪、山药与羊肉同置锅中，加清水适量煮沸后，下调味品，文火炖 30 ~ 60 分钟即可。

【用法】每周 2 剂。

24. 花生羊肉羊骨汤

【组成】山药 50 克，肉苁蓉 20 克，菟丝子 10 克，花生仁 100 克，羊瘦肉 500 克，羊脊骨 1 具，葱白、生姜、花椒、黄酒、胡椒粉、大茴香、精盐各适量。

【功用】温补肾阳。适用于肾阳不足、肾精亏虚之耳鸣眼花、腰膝无力、勃起功能障碍、早泄等。

【制法】羊脊骨剁成数节，用清水洗净；羊肉洗净后，烫去血水，再洗净，切成 5cm 厚的条块；山药、肉苁蓉、菟丝子用纱布袋装好，扎紧口；生姜拍破；葱切段；中药袋；羊脊骨、羊瘦肉、花生仁同时放入锅内，注入清水适量，大火烧沸，撇去浮沫，再放入花椒、大茴香、黄酒、葱、生姜，改小火继续炖至肉烂，出锅装碗，加胡椒粉、精盐调味。

【用法】佐餐食用。

25. 羊鞭狗鞭汤

【组成】羊鞭 2 条，枸杞子 2 克，菟丝子 15 克，狗鞭 50 克，巴戟天 5 克，猪肘肉、肥母鸡肉各 400 克，山药 30 克，黄酒 25 克，胡椒粉、花椒、生姜、大葱、精盐各适量。

【功用】温肾壮阳，补血益精。适用于肾阳亏虚、精血不足而致男子不育、排尿清长频数、勃起功能障碍、遗精等患者。

【制法】羊鞭用温水发透（需 10～12 小时），刮去粗皮杂质，剖开，刮去里面粗皮、杂质，洗净切段；狗鞭用油沙炒泡后，温水浸泡洗净，清水漂 30 分钟；山药润软切片，枸杞子、巴戟天和菟丝子一起用纱布包好；母鸡肉切块，猪肘肉、姜、葱洗净；锅内加入水 1500 克，放入姜、葱、黄酒和羊鞭，用大火煮 15 分钟，捞出羊鞭，原汤不用，反复 2 次，砂锅内加入适量清水，放入猪肘、鸡块、羊鞭、狗鞭，用大火烧开，去泡沫，加黄酒、葱、花椒，置小火炖约 1.5 小时，出去姜、葱，取出猪肘做他用；将山药、枸杞子、巴戟天、菟丝子、盐、胡椒粉放入锅中，用大火炖至山药熟烂，汤汁浓；用汤碗 1 个，盛上鸡块、羊鞭、狗鞭、加入原汤。

【用法】佐餐食用，每天 1～3 次。

26. 当归山药羊肉汤

【组成】羊肉 250 克，当归 15 克，山药 30 克，艾叶 10 克，枣肉适量，生姜五片。

【功用】补血养肝，温经止痛。适用于慢性子宫颈炎。

【制法】羊肉洗净，切块，用沸开水拖去膻味；当归、山药、艾叶、生姜、枣肉洗净；把全部用料放入锅，加清水适量，大火煮沸后改用小火煲 3 小时，调味。

【用法】佐餐食用。

27. 黄芪羊肉汤

【组成】黄芪、山药各 15 克，龙眼肉 10 克，羊肉 100 克，调味品适量。

【功用】健脾补虚，益气敛汗。适用于病后体虚盗汗、产后汗出异常。

【制法】将黄芪用布包；着肉洗净，切块，用沸水煮 5～10 分钟后，取出，用冷水浸泡去除膻味，而后将水煮开，下着肉及诸药，煮对着肉熟后，去黄芪，加葱花、食盐、味精、猪脂、姜末、胡椒等适当调味服食。

【用法】佐餐食用。

28. 虫草羊肉汤

【组成】羊肉 750 克，冬虫夏草 20 克，山药 30 克，枸杞子 15 克，生姜 6 克，蜜枣 30 克，精盐适量。

【功用】温补肝肾，益精壮阳。适用于不孕症。

【制法】将羊肉洗净切块，入沸水锅中烫一下，与洗净的冬虫夏草、山药、枸杞子、生姜蜜枣一同放入砂锅中，加适量水，先用大火煮沸，再转用小火炖 3 小时，加精盐调味即成。

【用法】佐餐食用。外感发热、湿热内盛者不宜服用。

29. 羊肉山药汤

【组成】羊肉 500 克，山药 50 克，葱白 30 克，生姜 15 克，胡椒粉 6 克，黄酒 20 克，精盐 3 克。

【功用】补脾益肾，温中暖下。适用于经行泄泻。

【制法】将羊肉剔去筋膜洗净，略划几刀，再入沸水中烫去血水；葱姜洗净，切成段或拍破待用；山药用清水润透后切成 2cm 厚的片，与羊肉一同放入锅中，加清水适量，加入葱白、生姜、胡椒粉、黄酒，用大火烧沸，撇去浮沫，转用小火炖至羊肉酥烂，捞出羊肉晾凉后切成片，装入碗内，再将原汤除去葱姜，加盐和味精，搅匀，连山药一起倒入羊肉碗内即成。

【用法】佐餐食用。

30. 山药灵芝安神汤

【组成】灵芝 20 克，山药 50 克，菟丝子 10 克，核桃仁 2 个，精羊肉 500 克，羊脊骨 1 具，黄酒、葱、生姜、花椒、胡椒粉、大茴香、精盐各适量。

【功用】温补肾阳，宁心安神。适用于肾阳不足型失眠症。

【制法】将羊脊骨剁成数节，用清水洗净；羊肉洗净后放入沸水锅内烫透，捞出，洗净血沫，切成纸条块；葱、生姜洗净，拍破；灵芝、菟丝子、山药装入布袋内；羊肉、羊脊骨放入砂锅内，加清水用大火烧沸撇去浮沫，放入核桃仁、花椒、大茴香、黄酒、葱、生姜，转用小火煨至肉酥烂，最后加入胡椒粉、精盐，搅匀即成。

【用法】佐餐食用。

31. 芪术山药牛肚汤方

【组成】黄芪 15 克，白术 10 克，山药 50 克，牛肚 500 克，调味品适量。

【功用】益气健脾止汗。适用于产后汗出异常。

【制法】将黄芪、白术用布包；山药洗净，去皮，切块；牛肚洗净，同置锅中，加清水适量炖至牛肚烂熟后，去药包；将牛肚取出切片，再放回汤中，加葱、姜、椒、盐等调味，煮沸取食。

【用法】佐餐食用。

32. 山药茯苓枣莲牛肉汤

【组成】山药 50 克，茯苓 30 克，大枣 30 克，莲子 30 克，牛肉 250 克，小茴香 30 克，精盐适量。

【功效】健脾益气，益精宁神。适用于失眠症。

【制法】将茯苓入药袋；山药洗净切片；牛肉洗净切块，与莲子一同入锅，加水适量，先用旺火烧开，至半熟时加入药袋、大枣、小茴香、山药片、精盐，小火炖至牛肉酥兰时离火即成。

【用法】佐餐食用。

33. 牛髓汤

【组成】牛脊髓 2～3 条（每条约 35cm 长），杜仲 15 克，巴戟 15 克，山药 30 克，芡实 30 克，调料适量。

【功用】补肾助阳，壮腰益精。适用于肾虚腰痛、酸软无力、性欲低下之不育症等。

【制法】将牛脊髓洗净切成段，与诸味加水约 2000 克，炖至 300 克左右。

【用法】调味服食。

34. 牛肉返本汤

【组成】牛肉 250 克（切块），山药 30 克，莲子 30 克，茯苓 30 克，大枣 30 克，小茴香 15 克（布包）精盐适量。

【功用】健补脾胃，补益气血。

【制法】将原料全部洗净，一同放入砂锅内，加水适量，文火炖至烂熟，除去茴香包，酌加精盐调味，即可饮汤吃肉。

【用法】中、晚餐食用。

【适应对象】中老年脾胃虚弱、气血不足、虚损消瘦、食欲不振、体倦乏力等。

【注意】牛肉是一种发物，湿疹、疮毒、瘙痒等皮肤病患者应禁食。

【按语】《医林纂要》谓："牛肉味甘，专补脾土，脾胃者，后天气血之本，补此则无不补矣。"配以山药、莲子、茯苓、大枣补脾益气，小茴香调味健胃，其效益佳，食之可使人迅速恢复体力，故有"返本"之称。

35. 山药牛肉汤方

【组方】山药 50 克，党参、黄芪各 30 克，白术 20 克，大枣 10 枚，浮小麦 15 克，黄牛肉 1000 克，猪骨头 500 克，调味品适量。

【功用】补脾益气，益虚健体。适用于肾气不固型子宫脱垂。

【制法】将牛肉洗净，切块洗净，剁块；诸药用布浮沫，纳入药包、大枣、生姜、料酒、葱、胡椒等，旺火烧开后，改文火炖至烂熟，去药包、加食盐、味精调服。

【用法】食肉饮汤。

36. 山药枸杞牛肉汤

【组成】山药 15 克，枸杞子 15 克，牛肉 100 克，姜丝、葱花、蒜泥各适量，植物油、精盐、酱油、各适量。

【功用】滋阴健脾，扶正抗癌。适用于前列腺癌。

【制法】将山药洗净切片；枸杞子洗净拣去杂质；牛肉洗净切成小片；将山药、枸杞子、牛肉片放入锅中，加入姜丝、植物油、精盐、酱油及清水适量，用大火煮沸后，改用小火炖至牛肉烂熟，加入葱花、蒜泥拌匀即可。

【用法】佐餐食用。隔天 1 次，每次 1 剂，可经常食用。

37. 淮杞牛肾汤

【组成】牛肾 4 个，山药 60 克，枸杞子 15 克，芡实 30 克，生姜 4 片，调料适量。

【功效】壮腰健肾，涩精止遗。适用于性欲过度、肾阳虚损、精关不固而致见色即遗、滑精无度、腰膝无力、排尿清长频数等。

【制法】取新牛肾从中间切开，割去臊膜，用清水反复冲洗，用开水烫去膻味；山药、枸杞子、芡实、生姜洗净，与牛肾一起放入锅内，加清水适量，大火煮沸后，小火煲 2 小时，调味。

【用法】佐餐食用。

38. 山药莲子牛肾汤

【组成】牛肾 4 个，山药 60 克，莲子 50 克，芡实 30 克，生姜 4 片，精盐、味精各适量。

【功用】壮腰健肾，涩精止遗。适用于肾气不足，症见遗精滑泄、腰腿疼痛、精神不振、神疲乏力等。

【制法】取牛肾从中间切开，割去白膜，去净腰膜，用清水反复冲洗，用开水脱去膻味；山药、莲子、芡实、生姜洗净，与牛肾一齐放入锅内，加清水适量，大火煮沸后，小火炖 2 小时，加精盐、味精调味。

【用法】分次佐餐食用，常用为宜。

39. 鹿茸山药乌骨鸡汤

【组成】鹿茸 5 克，怀山药 50 克，乌骨鸡肉 150 克，食盐、味精、胡椒粉各少许。

【功用】温肾壮阳，收敛止带，增进食欲。男女均适用。可用于肾阳不足、精血亏虚、腰酸肢冷、带下过多、宫冷不孕、小便清长等症，对体虚神疲者甚宜。

【制法】鹿茸、怀山药洗净；乌骨鸡肉去皮，洗净切块，放入开水中煮 5 分钟，取出过冷水；把各料放入炖盅内，加适量开水，隔水慢火炖 2 ~ 3 小时即可。

【用法】趁热佐餐食用，每日 1 ~ 3 次，每次 150 ~ 200ml。

40. 养颜益寿汤

【组成】鹿茸 10 克，红枣 8 枚，虫草 10 克，怀山药 15 克，人参 10 克，鸡肉500克,姜10克,葱10克,盐10克,料酒15克,鸡汤适量。

【功用】滋补气血,壮阳暖腰,生精填髓。适用于腰膝酸软、咳喘短气、神疲少食、阳痿、滑精、自汗、耳鸣等症。

【制法】鹿茸、虫草用酒浸泡30分钟后,取出洗净;大枣洗净后去核;怀山药洗净润透切片;人参润透切片;姜切片;葱切段;鸡肉切成3cm长、2cm宽的块,放入碗肉,加入盐拌匀腌渍30分钟;鸡肉和药物分成20个蒸杯内,加入姜、葱、鸡汤;鸡肉和药物分成20个蒸杯内,用武火蒸40分钟既成。

【用法】佐餐食用,每日1~3次,每次150~200ml。

41. 乌鸡洋参汤方

【组成】西洋参10克,乌鸡1只,山药500克,调味品适量。

【功用】益气养阴。适用于老年性肺结核咳嗽、痰少、咽干、胸痛、食欲不振、肢软乏力、午后潮热、手中心热、两目干涩等。

【制法】将西洋参择净,切片;山药去皮,洗净,切块;乌鸡去毛杂,洗净剁块,放入锅中,加清水适量煮沸后,去浮沫;纳和西洋参、山药及调味品等,文火炖至鸡肉烂熟服食。

【用法】每周1~2剂。

42. 鸡参芪汤

【组方】老母鸡1只,黄芪100克,党参、山药、大枣各50克,黄酒适量。

【功用】益气补血。适用于产后气血亏虚、乳汁缺乏、头目眩晕、纳差食少、恶露不净、心悸失眠等。

【制法】将母鸡去毛杂,用黄酒淹没,将诸药摆在鸡肉周围,隔水蒸熟,分次服食。

【用法】每周1~2剂。

43. 母鸡滋补汤

【组方】黄芪、山药各30克,党参、当归各10克,老藕1000克,柴母鸡1只,调味品适量。

【功用】益气养血。适用于气血亏虚诸证的食补、食疗。

【制法】将母鸡去毛杂,洗净;诸药用布包、老藕切块;调味品如桂枝、小茴香、生语录、胡椒等用布包,同入锅中,加清水淹没,用武火煮沸后,改文火炖至鸡肉烂熟,去药包及调味品,加食盐、味精调味服食。

【用法】每周1~2剂。

44. 乌鸡白凤汤

【原料】乌鸡1000克,鹿角胶3克,鳖甲3克,牡蛎3克,人参3克,当归2克,白芍2克,香附3克,天冬3克,川芎1克,熟地5克,山药5克,芡实5克,鹿角霜5克,香菇5克,骨头汤、盐、姜、酱油、味精、料酒等适量。

【功用】补血养气,调经止带。中老年妇女气血亏虚、头晕眼花、面色无华、带下白浊或更年期月经前后不定、漏下不止、烦扰不安等。

【制法】乌鸡活宰去毛及内脏,药料用纱布扎包,同入骨头汤,加料酒炖,先武火烧开后约20分钟,改用文火炖2小时许,去药包,加加佐料调味,即可使用。

【服法】中晚餐食用。

【注意】外感发热期间不宜食用。

【按语】此为妇女专用方。乌鸡自古以来为滋补上品,能"益产妇,治妇女崩中带下,虚损诸病",因其含有丰富的黑色素,能增加人体的红细胞、血色素,再配以滋补阴阳、益气活血的中药。

45. 山药续断鸡肉汤

【组成】山药100克,续断20克,苎麻根30克,鸡肉200克,精盐适量。

【制法】将鸡肉洗净,斩块;鲜山药去皮,洗净,切块;其余用料洗净;将全部用料放入锅内,加清水适量,小火煮1.5~2小时,加精盐调味。

【功效】补肾益脾,止血安胎。

【用途】适用于脾肾两虚之习惯性流产。

【用法】饮汤吃肉,1天之内服完。血热内扰者忌用。

46. 洋参石斛鸡腿汤方

【组成】西洋参 10 克，石斛 30 克，鸡腿 1 个，山药 250 克，调味品适量。

【功用】养阴生津。适用于病后阴虚、口干不渴或糖尿病消渴。

【制法】将石斛、西洋参择净；鸡腿洗净、切块；山药削去外皮，洗净，切块；与西洋参、石斛、鸡腿同入锅中，加清水适量，煮至鸡腿熟后，加调味品，再煮一二当时即成。

【用法】每日 1 剂。

47. 鹿尾巴乌骨鸡汤

【组成】乌骨鸡 1 只，鹿尾巴 1 条，肉苁蓉 50 克，山药 100 克，生姜 4 片。

【功用】温肾壮阳，补虚益精。适用于肾阳虚衰、下元虚冷而致睾丸发育不良、隐睾或临房举而不坚、精液稀冷之不育等。

【制法】乌骨鸡剖净，去内脏；鹿尾巴洗净，用温水浸泡，割去残肉及脂肪，切碎；肉苁蓉、山药、生姜洗净；以上全部用料放入锅内，大火煮滚后，改小火煲 3 小时，汤成即可。

【用法】佐餐食用。

48. 童鸡响螺山药汤

【组成】母鸡 1 只（约 1000 克），响螺肉 150 克，山药 25 克，枸杞子 15 克，桂圆肉 15 克，瘦肉 150 克，老生姜 2 片。

【功用】滋阴补肾。适用于肾阴亏虚之前列腺炎。

【制法】将鸡宰杀、剖好，洗净；响螺肉用热水灼过，洗净；洗净山药、枸杞子、桂圆肉；瘦肉放入滚水中煮 5 分钟，捞出洗净；把适量清水煲滚，放入全部材料煲滚，小火煲 3 小时，放入精盐调味。

【用法】佐餐食用。

49. 山药木耳兔肉汤

【组成】山药、黑木耳、山楂各 30 克，枸杞子 15 克，兔肉 500 克，大枣 4 枚，精盐、味精各适量。

【功用】益气补血。适用于贫血、脑力减退、体力下降、早衰等。

【制法】黑木耳泡发，择洗干净；将枸杞子、山楂、山药、大枣洗净；将兔肉洗净，切块，去油脂，用开水烫去血水；把兔肉、山楂、山药、枸杞子放入锅内，加清水适量，大火煮沸后，小火炖 2 ~ 3 小时，下黑木耳再煮 2 分钟，加精盐、味精调味即成。

【用法】酌量使用，每天 1 剂。

50. 粟子山楂兔肉汤

【组成】粟子肉 50 克，山楂、山药各 30 克，枸杞子 15 克，兔肉 500 克，大枣 4 枚，精盐、味精各适量。

【制法】将粟子肉切开；将枸杞子、山楂、山药、大枣洗净；将兔肉洗净，切块，去油脂，用开水脱去血水。把兔肉、大枣、粟子肉、山楂、山药、枸杞子放入锅内，加清水适量，大火煮沸后，小火炖 2 ~ 3 小时，加精盐、味精调味即成。

【功效】益气补血。适用于高血压、高脂血症、冠心病、脑梗死等。

【用法】每天 1 剂。

51. 益智山药鹿肉汤

【组成】薏苡仁 8 克（布袋包），山药 15 克，桂圆肉 9 克，生姜 2 片，鹿肉 300 克，精盐适量。

【功用】温肾壮阳。适用于肾阳不足所致的腰腿疼痛、勃起功能障碍、早泄、畏寒肢冷等。

【制法】将鹿肉及各种原料用清水洗干净，益智仁用纱布袋包裹。把以上原料放入瓦煲内，加适量清水，小火煲 4 小时，加精盐适量调味。

【用法】佐餐食用。

52. 兔子山药汤

【组成】兔子 1 只（约 1500 克），怀山药 50 克，盐 15 克，葱 3 克，姜 3 克。

【功用】补气益阴，生津止渴。主治消渴病。

【制法】将兔宰杀，去皮、内脏及爪，切成块，与怀山药以清水煎汤，水沸后，下入调料，小火煨闷至熟。

【用法】随意食之。

【来源】《家庭食疗手册》

53. 党参山药兔肉汤

【组成】兔肉100克，党参、山药、玉竹各15克，生姜2片。

【功用】补气健脾，养阴和胃。适用于小儿厌食症。

【制法】将兔肉洗净，斩块；山药、党参洗净；清水浸半小时；玉竹、生姜洗净；把全部用料放入锅内，加清水适量，大火煮沸后，小火煲2小时，调味供用。

【用法】佐餐食用。

54. 参芪山杞瘦肉汤

【组成】党参、黄芪、山药、枸杞子各10克，猪瘦肉100克，调味品适量。

【功用】补肺益气。适用于体虚感冒，久服可使鼻塞、流涕等症减轻乃至消失。

【制法】将瘦肉洗净，切丝，勾芡。将诸药加水煎取汁，下瘦肉丝煲熟后，加食盐、味精调味服食。

【用法】佐餐食用。每日1剂。

55. 洋参猪肝光山汤方

【组成】西洋参10克，猪肝150克，光山药250克，菠菜及调味品各适量。

【功用】养肝益肾，补血滋阴。可补充蛋白质，多种维生素及矿物质，并可防治妊娠贫血。

【制法】先将猪肝洗净、切片，用酱油、淀粉腌渍片刻；山药去皮、洗净、切片；菠菜洗净；锅中放鸡汤适量煮沸后，下西洋参、猪肝、山药片及葱、姜、椒、料酒、猪脂等；煮至熟后，下菠菜及食盐、味精，再煮一二沸服食。

【用法】佐餐食用。每日 1 剂。

56. 莲山猪肠汤

【组成】猪肠 500 克，莲子 75 克，山药 80 克，薏苡仁 40 克，芡实 25 克，茯苓 10 克，精盐适量。

【功用】健脾止泻，增进食欲。适用于乳腺癌手术后糊状大便者。

【制法】将猪肠除去油脂，洗净，翻过来，用精盐洗净肠液，再用沸水烫洗；将洗净的猪肠放入砂锅中，加入山药、茯苓、莲子、薏苡仁、芡实及水适量，用大火煮沸后，改用小火煮至猪肠烂熟，加精盐调味即成。

【用法】每天 1 剂，1 次或分 2 次食完，连食 5 ~ 7 天。

57. 山药猪脾汤

【组成】新鲜山药 1 根，猪脾 1 具，葱花、香菜、精盐、味精、胡椒粉各适量。

【功用】补脾益气，扶正抗癌。适用于胰腺癌并发有中度或轻度糖尿病，症见脾虚气弱、运化无力、倦怠乏力、食少便溏等。

【制法】猪脾用清水洗净，切成数块，放入锅中，加清水适量煮沸 40 分钟（约剩 500 克汤液），用纱布滤取汤汁；将山药洗净，削去外皮，擦成泥状；将山药泥、猪脾汤放入锅中煮熟，加入精盐、味精、葱花、香菜、胡椒粉稍煮即可。

【用法】可经常食用。

58. 山药核桃猪肚汤

【组成】核桃肉 35 克，猪小肚（膀胱）2 个，生姜 2 片，山药 18 克，大枣 2 枚，益智仁 15 克（布袋包），精盐适量。

【功用】有补肾涩精之功。适用于肾虚而致遗精、早泄、小便频数、夜尿多、耳聋、耳鸣等。

【制法】猪小肚用精盐、清水洗干净，去除异味，备用；核桃肉、山药、益智仁分别用清水洗干净，益智仁用干净的纱布装好，备用；生姜用清水洗干净，刮去姜皮，切 2 片，备用；大枣用清水洗干净，去核，备用；将以上原料放入瓦煲内，加入适量清水，中火煲 3 小时，加入精盐少许调味即可。

【用法】佐餐食用。

59. 山药扁豆猪肉汤

【组成】猪肉 60 克，山药、扁豆各 12 克。

【功用】健脾止泻，益胃和中。适用于小儿脾胃虚弱之腹泻。

【制法】猪肉洗净；山药、扁豆洗净，清水浸半个小时；把全部用料放入锅内，加清水适量，大火煮沸后，小火煲 2 小时，调味供用。

【用法】佐餐食用。

60. 鹿茸猪小肚汤

【组成】鹿茸 6 克，白果仁、山药各 30 克，猪膀胱一具。

【功用】补肾壮阳。适用于肾虚型非特异性外阴炎。

【制法】将膀胱洗净，把鹿茸、白果、山药捣烂后装入膀胱内，扎紧膀胱口，小火炖至烂熟，放入少许精盐调味。

【用法】药与汤同服，隔天 1 剂，连用 5 剂。

61. 洋参山药瘦肉汤方

【组方】西洋参 5 克，山药 30 克，红枣 5 枚，猪瘦肉 150 克，调味品适量。

【功用】益气养阴。适用于糖尿病消渴。

【制法】将诸药择净，西洋参、山药切片，大枣去核；猪瘦肉洗净，切块，与诸药同放入锅中，加清水适量煮沸后，去浮沫，而后纳入调味品等，文火炖约 1 小时即成。

【用法】每周 2～3 剂。

62. 罗汉果山药汤

【组成】山药、玉竹、莲子、大枣各 20 克，薏苡仁 10 克，桂圆肉 12 克，罗汉果 5 克，枸杞子 10 克，猪排骨 300 克，精盐、味精适量。

【功用】健脾益气，止咳润肺。适用于肺癌。

【制法】将山药、玉竹、莲子、薏苡仁、桂圆肉、大枣、罗汉果、枸杞子放入锅中，加清水适量煎煮，去渣，加入排骨，用大火煮沸后，改用小火煮至肉烂熟，加入精盐、味精调味即可。

【用法】食肉喝汤。每天1剂，分2次食完，可常食。

63. 猪胰益气养阴汤方

【组成】猪胰1具，黄芪18克，怀山药粉30克，天花粉、葛根各12克。

【功用】滋阴益肾，生津止渴。适用于糖尿病口渴多饮、小便量多等。

【制法】将猪胰洗净切块，与其他4味中药共入砂锅中，加水适量，先以武火炖至猪胰烂熟，去葛根，食猪胰喝汤。

64. 山药薏苡仁猪胰汤

【组成】鲜山药60克，薏苡仁120克，鲜猪胰1个。

【功用】清胆利湿，生津止渴。适用于糖尿病。

【制法】将山药洗净，去皮后切成丁；猪胰洗净切碎；薏苡仁洗净，与山药丁、猪胰丁一同入锅，加适量的水，用旺火烧开后转用小火煮至粥成。

【用法】温热食用。

65. 洋参山药瘦肉汤方

【组成】西洋参5克，山药30克，红枣5枚，猪瘦肉150克，调味品适量。

【功用】益气养阴。适用于糖尿病消渴。

【制法】将诸药择净，西洋参、山药切片，大枣去核；猪瘦肉洗净，切块，与诸药同放入锅中，加清水适量煮沸后，去浮沫，而后纳入调味品等，文火炖约1小时即成。

【用法】每周2~3剂。

66. 复元鹿尾汤

【组成】山药10克，肉苁蓉6克，菟丝子6克，净鹿尾200克，熟火腿10克，水发兰片10克，熟油菜10克，酱油1.5克，绍酒10克，花椒水5克，白糖1.5克，湿演粉15克，葱5克，姜5克，汤150克，猪油40克。

【功用】温补脾肾。适用于老年肾虚、病后体弱、腰膝无力等症。

【制法】将山药、肉苁蓉切片，菟丝子去杂质，用纱布包好，扎紧，放入锅内，煎水 100 克，备用；把拔去干净的鹿尾用开水焯一下，放入小盆内，加入鸡汤、葱、姜，上屉蒸熟透取出，切成块；将火腿、兰片、油菜切成片；久内放入猪油，油热时，放入兰片、火腿、酱油和矽汤；再把鹿尾、药液、绍酒、花椒水、白糖放入久内，烧开后，用文火精 20 分钟；放入味精、油菜，勾淀粉芡，淋上明油，盛入盘内即成。

【用法】佐餐食用。

67. 鹿尾培元汤

【组方】鹿尾 30 克，鸡肉 300 克，山药 15 克，枸杞子 2.5 克，巴戟 15 克，桑葚 15 克，黄精 15 克，绍酒 15 克，姜 10 克，葱 10 克，盐 15 克，胡椒粉 3 克。

【功用】补元阳，固腰肾，行气血，壮筋骨。适用于性神经功能减退，早泄，遗精，阳痿，妇女小腹虚寒。

【制法】将鹿尾洗净，放入蒸盆内，加清水 100ml，姜片、葱、酒放在鹿尾上，置蒸笼内，用武火大气蒸 1 小时取出，切成薄片；将巴戟、枸杞子、桑葚、山药、黄精同放药包内，扎紧口；姜切片，葱切花；鸡肉洗净，切成 4cm 见方的块；将鹿尾放入药包、鸡肉、姜、葱、盐、绍酒，注入清水 1500ml；把炖锅置武火上烧沸，再用文火炖煮 1 小时即成。

【用法】佐餐食用。

68. 洋参鲜药野鸭汤

【组成】西洋参 10 克，鲜山药 150 克，野鸭 1 只，调味品适量。

【功用】养阴利湿，补益脾肾。适用于慢性肾炎、慢性肾功能不全等。

【制法】将西洋参择净，匀山药支皮，洗净，切块备用；野鸭去头杂，洗净，剁块，放入锅中，加清水适量，文火煮沸后，去浮沫，加西洋参、鲜山药等；文火煮至野鸭肉烂熟后，加食盐等调味即成。

【用法】佐餐食用，吃肉喝汤，每周 2 剂。

69. 水鸭益脑汤

【组成】鸭 1 只，猪瘦肉 90 克，山药、杞子各 15 克，姜 2 片，精盐、鸡精适量。

【功用】滋阴补气。适用于肾脏阴阳俱失而致慢性前列腺炎、腰膝无力、耳鸣如蝉、两目干涩等。

【制法】将鸭用滚水泡一泡，去毛及内脏；瘦肉放入滚水中煮5分钟，捞出洗净；洗净山药、杞子；把适量清水煲滚，放入全部材料煲滚，小火煲4小时，下盐调味。

【用法】佐餐食用，吃肉喝汤，每天1~2次。

70. 沙参玉竹鹅肉汤

【组成】鹅肉250克，北沙参15克，玉竹15克，山药220克，食盐、味精少许。

【功用】益胃生津，润燥止渴。中老年气阴不足、乏力短气、口干思饮、或消渴等。

【制法】将鹅肉洗净，剁成块状，与沙参、玉竹、山药一同放入砂锅，加适量清水煮熟，放入调味品，即可食用。

【服法】中、晚餐食用。

【注意】外感发热，外邪未尽者不宜。

【按语】《本草拾遗》单用鹅肉煮汁饮汤主治消渴，是取鹅肉补脾、益胃、止渴之功。本方加入北沙参、玉竹、山药，味甘而润，能益胃生津，与鹅肉同用，以增强益气滋阴，润燥止渴的作用，功效更好。

71. 杜仲山药鹌鹑汤

【组成】鹌鹑3只，杜仲50克，山药100克，枸杞子25克，生姜5片，大枣6枚。

【功用】补益肝肾，强壮筋骨。适用于肝肾不足而致睾丸偏小偏坠而致不育症等。

【制法】鹌鹑去毛剖净，去内脏，滴干水；杜仲、枸杞子、山药、大枣（去核），生姜洗净；把全部用料放入锅内，加清水适量，大火煮滚后，改小火煲3小时，调味即可。

【用法】佐餐食用。

72. 鹌鹑山药汤

【组成】鹌鹑 3 只，怀山药 60 克，杜仲 30 克，枸杞子 15 克，生姜 8 克，红枣 10 克。精盐适量。

【功用】补益肝肾，强筋壮骨。适用于中风后遗症之下肢萎软。

【制法】将鹌鹑宰杀去毛及内脏洗净，与洗净的怀山药、杜仲、枸杞子、去核红枣、生姜一同放入砂锅内，加适量水，用旺火煮沸后转用小火炖 3 小时，加精盐调味，即成。

【用法】佐餐食用。

【注意】凡湿热内蕴或外感发热者不宜服用。

73. 鹌鹑山药汤

【组成】鹌鹑 1 只，山药 30 克，葱段、生姜片、精盐各适量。

【功用】健脾养胃，抗衰延年。适用于小儿营养不良、消化不良、腹泻等。

【制法】将鹌鹑宰杀去毛及内脏，洗净切块；山药洗净切片，鹌鹑肉、葱、生姜一同入锅；加水适量，先用旺火煮沸，再转用小火慢炖至鹑肉熟烂，加精盐调味。

【用法】佐餐食用，饮汤吃肉。

74. 山竹白鸽汤

【组成】白鸽 1 只，山药 15 克，玉竹 15 克，麦门冬 15 克，精盐、味精少许。

【功用】中老年阴虚所致消渴多饮，气短乏力者。

【制法】杀鸽取肉，切成小块，与山药、玉竹、麦门冬同入砂锅，加入 1000ml 水，大火烧开，小火炖烂，放入少取精盐，味精调味。

【用法】饮汤吃肉，中、晚餐食用。

【注意】脾虚食少，腹胀便溏者慎用。

【按语】《食医心镜》单用鸽肉滋肾阴、止口渴，"治消渴饮水不知足"。本方加入山药、玉竹，麦门冬养阴滋液，加强其作用，这样配伍，相得益彰，效果比单吃鸽肉更好。

75. 山药玉竹鸽肉汤

【组成】玉竹 20 克，山药 20 克，鸽 1 只，鲜汤 800 克，黄酒、精盐、葱花、生姜末、鲜汤各适量。

【功效】补益肺肾，止消渴，降血糖。适用于糖尿病等。

【制法】将玉竹、山药分别洗净，玉竹切成小段；山药切成片，盛入碗中；将鸽子宰杀，去毛、瓜及内脏，洗净，入沸水锅中烫一下，捞出，剖切成 10 块，并将鸽肉放入炖盆中，加黄酒、精盐、葱花、生姜末、鲜汤；山药、玉竹随即放入；上笼屉蒸 30 分钟，待鸽肉酥烂取出，加味精适量，调味即成。

【用法】佐餐食用。

76. 鸽肉参芪汤方

【组成】党参、黄芪、山药各 30 克，白鸽 1 只，调味品适量。

【功用】健脾益气，补肾益精。适用于脾肾亏虚所致的不孕症。

【制法】将鸽肉洗净，切块，诸药用布包，加水同炖至鸽肉烂熟后，去药渣，调味服食。

【用法】佐餐食用。每日 1 剂。

77. 巴戟淮杞乳鸽汤

【组成】巴戟天 20 克，大枣 2 枚（去核），山药 15 克，乳鸽 1 只，枸杞子 10 克，精盐少许，生姜 2 片。

【功用】补阳益肾。适用于脾肾阳虚而致勃起功能障碍、遗精、记忆力减退等。

【制法】乳鸽去毛、去内脏，洗净切块，备用；巴戟天、山药、枸杞子用清水洗干净，备用；生姜用清水洗干净，刮去皮，切 2 片，备用；大枣用清水洗干净，去核，备用；将以上原料放入炖盅内，加入适量的水，加盖放入锅内，隔水炖 4 小时左右，加入适量的精盐调味即可食用。

【用法】佐餐食用。

78. 洋参狗肾狗肉汤方

【组成】西洋参 10 克，海狗肾 30 克，鲜山药 150 克，狗脊 500 克，调味品适量。

【功用】补肾益气。适用于肾气不固所致女子白带清稀、胎动易滑，男子滑精早泄，神疲耳鸣、腰膝酸软，小便频数而清，或尿后余沥不尽，或遗尿失禁，或夜尿频多，舌淡苔白，脉沉弱等。

【制法】将西洋参择净；海狗肾顺尿道剖开，用酒、醋洗净后用清水冲洗干净。山药去皮，洗净，切块；狗肉洗净切块，放入沸水锅中煮片刻，取出，切块，与西洋参、海狗肾同煮，待煮至狗肉熟后，加入食盐，味精等调服。

【用法】饮汤食肉，嚼食诸药，每日 1 剂，连续 1 周。

79. 虫草狗肉汤

【组成】狗肉 750 克，冬虫夏草 30 克，山药 50 克，枸杞子 25 克，生姜 4 片，蜜枣 4 枚，精盐适量。

【功用】温补肝肾，益精壮阳。适用于肝肾两虚、肾阳不足而致睾丸发育不全、勃起功能障碍、滑泄、腰酸脚软、夜尿频数、精少不育等。

【制法】狗肉洗净，切大块，用沸水烫去膻味；冬虫夏草、山药、枸杞子、生姜洗净；蜜枣（去核）洗净；把全部原料放入清水锅内，大火煮沸后，改小火煲 3 小时，加精盐调味即可。

【用法】佐餐食用，每天 1~3 次。

80. 香菇山药蛇肉汤

【组成】香菇 20 克，山药 20 克，蛇肉 300 克，葱白、生姜片、精盐、麻油、米油各适量。

【功用】健脾益气，扶正抗癌。适用于晚期肝癌体质虚弱者。

【制法】将香菇洗净；山药洗净，削皮，切片；蛇肉切成小块；将香菇、山药、蛇肉放入锅中，加清水适量，用小火煮沸后，加葱白、生姜片、米酒、精盐煮至肉烂熟，再加入麻油调味即可。

【用法】可经常食用。

81. 山药莲子薏苡仁汤

【组成】莲子 30 克，山药 30 克，薏苡仁 30 克。

【功用】补脾益肾。适用于脾虚者遗精等。

【制法】将莲子（去皮、心）、山药、薏苡仁分别洗净，一同放入锅中，加水 500 克，用小火煮熟即成。

【用法】佐餐食用。

82. 苁蓉山药汤

【组成】肉苁蓉 20 克，山药 50 克，菟丝子 10 克，核桃仁 2 个，粳米 100 克，精羊肉 500 克，羊脊骨 1 具，黄酒、葱、生姜、花椒、胡椒粉、大茴香、精盐各适量。

【功用】温肾补阳。适用于遗精、早泄等。

【制法】将羊脊骨剁成数节，用清水洗净；羊肉洗净后放入沸水锅内烫透，捞出洗净血沫，切成指条块；葱、生姜洗净拍破；肉苁蓉、菟丝子、山药装入布袋内；羊肉、羊脊骨放入砂锅内，加清水用旺火烧沸后撇去浮沫，放入花椒、大茴香、黄酒、葱、生姜，转用小火煨至肉酥烂，最后加入胡椒粉、精盐搅匀即成。

【用法】早、晚分食。

83. 山药莲薏汤

【组成】山药、莲子、薏苡仁各 30 克。

【功用】补虚安胎。适用于体弱、习惯性流产等。

【制法】山药、莲子、薏苡仁分别洗净，先将莲子与薏苡仁放入锅中，后入山药，小火煮熟。

【用法】适量食用。

84. 山药豆腐汤

【组成】山药 200 克，豆腐 400 克，蒜茸、酱油、麻油、精盐、味精、葱花、植物油各适量。

【功用】补中益气，清热利尿。适用于糖尿病等。

【制法】将山药去皮，切成小丁；豆腐用沸水烫后切成丁；炒锅上火，放油烧热，爆香蒜茸，倒入山药丁煸炒，加水适量，煮沸后下豆腐丁，加入精盐、味精、酱油，烧至入味，撒入葱花，淋上麻油，出锅即成。

【用法】佐餐食用。

第三节　山药粥类

1. 茯苓山药粥

【组成】山药50克，瘦猪肉300克，粳米200克，杜仲20克，芡实50克，葱花、精盐各适量。

【功用】补脾养胃，强肾益精。适用于肾阳虚型前列腺增生症。

【制法】将粳米淘洗干净；山药、杜仲、芡实去杂洗净，以上几味均放入锅中，同煮至肉烂成粥，撒葱花即可。

【用法】每天早、晚两次服用。

2. 桂圆赤豆山药粥

【组成】桂圆肉20克，赤豆50克，山药30克，红糖适量。

【功用】健脾补血，补肾填精。适用于脾肾虚弱所致前列腺增生症。

【制法】将赤豆、山药洗净放入锅中，加适量水，煮沸20分钟，加桂圆肉，煮至熟烂为止。加红糖调味服用。

【用法】早、晚两次服食。

3. 粟子保健粥

【组成】粳米、小米各50克，粟子肉、花生仁、核桃仁、黄豆、绿豆、杏仁、青豆、山药、芋头（去皮）各20克。

【功用】强身健体，防病抗衰。适用于预防癌症及动脉粥样硬化、冠心病、脑血管病等。常食能延缓机体衰老。

【制法】小米及粳米淘洗干净；青豆、杏仁、黄豆、绿豆均洗净，放入碗内，加开水浸泡透发后，沥干水分；芋头、山药均切成小块；粟子肉洗净，切成丁；花生仁、核桃仁放入碗内，倒入白开水浸泡软，除去外皮；锅内放水，投入黄豆、青豆、绿豆、杏仁用旺火烧开，改用小火约煮30分钟，至七八成熟时，下粳米、小米、花生仁、核桃仁、芋头、山药块、粟子肉丁，再烧开后用小火熬煮20分钟，至米粒全部开花、汤汁变稠。

【用法】早餐或晚餐食用，每天 1 剂。

4. 赤小豆山药芡莲粥

【组成】赤小豆 60 克，山药 50 克，芡实、薏苡仁、莲子各 25 克，大枣 15 枚，糯米 80 克，白糖适量。

【功用】健脾护肝，滋阴补虚。适用于高脂血症、脂肪肝、肝硬化等。

【制法】将赤小豆、山药、芡实、薏苡仁、莲子、大枣、糯米淘洗干净，一同放入锅内，加入适量清水，先用大火煮沸，再转小火煮熟烂，调入白糖，稍煮即成。

【用法】每日早、晚分食。

5. 花鲜山药鸡蛋粥

【组成】花生仁 100 克，山药 50 克，粳米 150 克，鸡蛋 2 个，大枣 10 枚，白糖适量。

【功用】滋阴润燥，健脑安神，养血增智。适用于营养不良性贫血之心神不宁、注意力难以集中、记忆力下降等。

【制法】将山药洗净，切片；将大枣洗净，去核；花生仁、粳米分别洗净；鸡蛋倒入碗内，用筷子搅散；锅内加水，放入大枣，用旺火烧开，下入花生仁、粳米、山药，改为小火熬粥至熟，起锅前再将鸡蛋液打入，撒白糖，搅匀，煮沸即成。

【用法】每天 1 剂，分 2 次食用。

6. 山药大枣粥

【组成】鲜山药 150 克，大枣 15 枚，粳米 100 克。

【功用】补气健脾，润脉降压。适用于贫血、慢性肠炎、高血压。

【制法】将鲜山药洗净，刮去外皮后切碎捣成糜糊状；将大枣洗净，温水浸泡片刻，去核，与淘净的粳米通入砂锅，加水煎煮成黏稠粥；粥将成时，调入山药糊，拌匀，继续煨煮 10 分钟即成。

【用法】每天早、晚分食。

7. 连衣花生山药粥

【组成】连衣花生 50 克，山药 30 克，粟米 100 克，红糖 20 克。

【功用】健脾益气，摄血养血。适用于不摄血型特发性血小板减少性紫癜，也适宜气血两虚型血小板减少性紫癜。

【制法】将连衣花生拣去杂质，去除带芽头者，洗净，备用，再将山药择洗干净，切成薄片，与淘洗干净的粟米同入砂锅，加连衣花生及清水适量，大火煮沸后，改用小火煨煮1小时，待连衣花生熟烂、粟米酥烂，加红糖，拌和溶化，再煨煮至沸即成。

【用法】早晚分食。

8. 山药葡萄粥

【组成】鲜山药100克，莲子肉50克，葡萄干50克，白糖适量。

【功效】益气养血，升白细胞。适用于白细胞减少、身体虚弱、心悸乏力、腰腿疼痛、小便不利、浮肿多汗者。

【制法】将山药去皮，洗净后切片，与洗净的莲子肉、葡萄干同入锅内，煮成粥状，调入白糖即成。

【用法】早晚分食。

9. 玉米粉山药粥

【组成】玉米粉150克，山药100克。

【功用】益肺宁心，调中开胃，利水消肿。适用于慢性肾小球肾炎、小便淋漓涩痛。

【制法】将山药上笼蒸熟后去皮切成小块，玉米粉用沸水调成厚糊。在砂锅内放入水，上火烧开，用竹筷拨入玉米糊，小火熬煮至熟后加入山药，一同煮成粥。

【用法】每天1剂，早晚分食。

10. 橘皮山药半夏粥

【组成】鲜橘皮30克（干品15克），山药10克，制半夏10克，粳米100克。

【功用】理气止痛，补脾益肾。适用于气虚头痛。

【制法】将橘皮、半夏煎取药汁，去渣后加入淘洗干净的粳米、山药，加适量水，用大火烧开后转用小火熬煮成稀粥。

【用法】每天1剂,温热食用。半夏未经炮制者为生半夏,毒性较大,对皮肤、黏膜有强烈刺激作用。生食0.1~1.8克即可引起中毒。制半夏随毒性大减,但过量使用仍会有不良反应,中毒剂量为30~90克。孕妇应慎用半夏。

11. 山药茯苓熟地粥

【组成】茯苓20克,熟地黄12克,山药30克,红糖20克,粳米100克。

【功用】补血滋阴,补益气虚,宁心安神。适用于失眠。

【制法】将熟地黄、山药去皮洗净,与茯苓一同放入砂锅,加水煎煮,药汁去渣后加入淘洗干净的粳米,用旺火烧开后转用小火熬煮成稀粥,调入红糖即成。

【用法】早晚餐食用。

12. 三宝蛋黄粥

【组成】山药15克,生薏苡仁30克,芡实15克,熟鸡蛋黄1个,糯米30克。

【功用】健脾开胃,养心安神,敛汗止泻。适用于失眠多梦等。

【制法】将山药、薏苡仁、芡实研末,与淘洗干净的糯米一同入锅,加适量的水,用大火烧开后转用小火熬煮成稀粥,加入蛋黄,混匀即成。

【用法】每天1剂,分温热食用。

13. 莲枣山药粥

【组成】莲子肉20克,山药25克,大枣10枚,糯米100克,白糖适量。

【功用】补益心脾,宁心安神。适用于心脾两虚型失眠症。

【制法】将莲子肉、山药、大枣及糯米相和煮粥,临熟时放入白糖,调匀即成。

【用法】早晚分食。

14. 健脾养血粥

【原料】荔枝干5枚,怀山药25克,莲子15克,大枣10枚,粳米50

克，白糖适量。

【功用】健脾益气，养血安神，护肤养颜。中老年气血亏虚、体弱无力、形体消瘦、头晕目眩、面色萎黄、不思饮食、失眠健忘、腹胀便溏者。

【制法】荔枝干去壳，山药捣碎，莲子去皮心，大枣切四瓣去核；将四味一起放入砂锅内，加清水 1200ml 烧开煮烂，再加入淘洗干净的粳米，同煮熬成粥，粥熟调入白糖即可。

【用法】早晨空腹热食。

【注意】口干舌燥，五心烦热者忌服。

【按语】荔枝性味温而略带酸，含果糖、葡萄糖、蛋白质、脂肪、果胶、柠檬酸、苹果酸、铁、钙、磷、维生素 A、维生素 B、维生素 C 及多量游离氨基酸，是营养丰富，健身益颜的保健食品，功能补益气血，填精生髓，和胃生津，丰肌泽肤。《随息居饮食谱》称其可"通神益智，填精充液，辟臭止痛滋心营，养肝血。"现代医学研究发现，荔枝可促进消化功能，改善机体营养状况；可补血养血，改善人体贫血状态；可改善皮肤血液供应，起润肤美容作用；可促进性机能，增强人的性欲能力。山药、莲子、大枣、粳米、白糖都是健脾养胃，补气益血之妙品。同煮熬粥，最适宜于中老年人冬季进补之用。

15. 山药扁豆糯米粥

【组成】鲜山药 60 克，扁豆 20 克，糯米 150 克，红糖 25 克。

【功用】温补健脾，和中理气。适用于脾虚气血不足之不育症。

【制法】将山药洗净，去皮，切片，再将扁豆洗净，切碎，并与洗净之糯米加适量水一同煮粥，待煮至五成熟时加入山药片，粥熟后加入红糖即可服食。

【用法】每天 2 剂，早、晚各食 1 碗，7～10 天为一个疗程。

16. 山药芡实韭菜粥

【组成】山药、芡实、韭菜各 30 克，粳米 100 克。

【功用】壮阳补虚，益气强志。适用于脾肾虚气弱之不育症。

【制法】将韭菜切成细末；再将芡实煮熟去壳、捣碎；山药捣碎；然后一同与粳米相和，小火煮成粥。

【用法】佐餐食用。

【注意】阴虚火旺，阳事易举者勿用。夏季炎热季节不宜食用。

17. 龙柴粥

【组成】龙胆草 5 克，柴胡 5 克，山药 10 克，丹皮 5 克，粳米 50 克，红糖适量。

【功用】疏肝泻火。适用于男性不育症属于肝郁化火者。

【制法】将前四味药煎汤，去渣后入粳米、红糖共煮粥。

【用法】早、晚餐食用。

18. 山药地黄肉苁蓉粥

【组成】山药 20 克，生地黄 20 克，肉苁蓉 15 克，粳米 100 克。

【功用】益气养阴，清热凉血，生津燥湿。适用于慢性前列腺炎。

【制法】将以上前 3 味加水煎汁，去渣后加入淘洗干净的粳米共煮成稀粥。

【用法】每天服 1 剂，连服 7 天。

19. 山药粳米粥

【组成】山药 150 克，芡实 50 克，肉苁蓉 20 克，粳米 100 克，大枣 10 枚，精盐适量。

【功用】补肾固精，养脾和胃。适用于肾虚之慢性前列腺炎。

【制法】将山药、肉苁蓉去杂洗净切成小块，芡实洗净，三味一同下锅慢熬 20 分钟。粳米、大枣，洗净下锅，继续熬至熟烂，加盐（或加白糖）调味即可。

【用法】早、晚服食。

20. 山药小米粥

【组成】山药 100 克，小米 100 克。

【功用】健脾止泻，消食减肥。可辅治动脉硬化。

【制法】鲜山药 100 克，去皮切片，与小米 100 克同入锅，加水 500ml 烧沸后转小火煮稀粥。

【用法】每天早、晚分食。

21. 鹿茸山药粥

【组成】鹿茸粉 6 克，山药粉 15 克，粳米 150 克。

【功用】健脾补肾壮阳。适用于肾阳虚弱之畏寒肢冷、腰膝酸痛、尿频、男子阳痿、遗精、女子宫寒不孕、带下清稀及脾胃虚弱之食少乏力等症。

【制法】先将粳米煮作粥，待沸后放入鹿茸粉、山药粉同煮为粥。

【用法】分 2 次早晚温热食。

22. 参灵散及粥方

【组成】西洋参、灵芝、香菇、石斛、山药各 30 克。

【功用】健脾益气，适用于慢性肝炎，胃脘隐痛，食欲不振等。

【制法】将诸药择净，研为细末，装瓶备用。

【用法】使用时每次药末 10 克，每日 2 次，蜂蜜水冲饮，或调入粥中服食。

23. 黄芪五味粥方

【组方】黄芪、五味子、山药、芡实、莲子心各 10 克，陈皮 5 克，粳米 100 克，红糖适量。

【功用】益气健脾，固涩止泄。适用于慢性结肠炎脘腹隐痛、时或泄泻等。

【制法】将诸药洗净，放入锅中，加清水适量，浸泡 5～10 分钟后，水煎取汁，加粳米煮粥，待粥熟时调入红糖，再煮一二沸即成。

【用法】每日 1 剂，7 剂为 1 个疗程，连用 3～5 个疗程。

24. 五味山药粥

【组成】桂圆 10 枚，红枣 5 枚，山药 15 克，丹皮 10 克，山楂 10 克，粳米 100 克。

【功用】补益心脾，益气养血。适用于中风后痴呆及肢瘫。

【制法】将桂圆、红枣、丹皮、山药、山楂洗净，与淘洗干净的粳米一同放入砂锅中，加适量的清水，用旺火烧开后转用小火，煮至粥稠即成。

【用法】当早餐或晚餐食用。

25. 方一

【组成】山药 30 克，糯米 30 克，薏苡仁 20 克，红糖 15 克，大枣 10 枚，干姜 3 片。

【功用】补益脾胃。脾胃气虚而至的泄泻。

【用法用量】将以上药共煮成粥。

【用法】每日 1 剂，分 3 次服用，连续服用半个月即可痊愈。

26. 山药小米粥

【组成】鲜山药 100 克，小米 50 克，白糖适量。

【功用】健脾止泄，消食导滞。适用于老年甲状腺功能亢进者，及甲状腺功能亢进日久而脾胃功能较差、大便溏烂者。

【制法】将山药洗净去皮切片，与淘洗干净的小米一同入锅，加水 500 克，用旺火烧开后转用小火熬煮成稀粥，加入白糖即成。

【用法】温热食用。

27. 太子参山药粥

【组成】太子参 30 克，山药 50 克，薏苡仁 20 克，莲子 15 克，大枣 15 枚，糯米 50 克，红糖适量。

【功用】补肺健脾，益气生津，补中益气。适用于气阴两虚型甲状腺功能亢进患者。

【制法】将太子参、山药、薏苡仁、莲子、大枣洗净用清水泡涨后，捞出，与淘洗干净的糯米一同放入锅内，加适量的水，小火煮粥，待熟后加入红糖即成。

【用法】温热食用。

28. 淮山粥

【组成】淮山药 50～100 克（鲜品加倍），白糖少许。

【功用】健脾益气，固肾止泻，抗老防衰。中老年人脾虚食少、虚劳消渴、男子遗精、女子带下及一切体虚无力等。

【制法】将淮山药轧细研碎（或将鲜淮山药去皮洗净，切薄片或细丁），用凉水和匀调稀，倒入锅中不停搅动，文火煮沸，待成粥时加入少许白糖，再煮一、二沸即可。

【用法】每日1料，趁热服食。

【注意】煮粥时要不停搅动，否则容易糊锅。

【按语】淮山药又名薯蓣、山药，性味甘平，药食两用。早在《神农本草经》中被列为"上品"，称其能"补中益气力，长肌肉，久服耳目聪明，轻身，不饥延年"，具有健脾、补肺、固肾作用。淮山药补而不滞，不热不燥，不但能治病，而且有神奇的健身效果。现代科学研究表明，淮山药含薯蓣皂苷元、黏液质、糖蛋白、胆碱、淀粉、自由氨基酸、碘、淀粉酶等多种成分。其含淀粉高达16%，蛋白质占2.7%，有十余种氨基酸，可代粮食充饥。此粥是药膳食兼用的平补佳品，长期服用，有益寿延年之力。

29. 珠宝二宝粥

【组成】生淮山药60克，薏苡仁60克，柿饼30克。

【功用】健脾利湿，补肺养胃。中老年人、饮食欠佳、虚热老咳、午后低热、少气懒言、口燥津亏等。

【制法】先将苡仁淘洗干净，怀山药捣碎，柿饼切成小块，一起放入锅中，加入1500ml清水，同煮至熟成糊粥状，即可。

【用法】每日1料，1次或分次随意趁热时服食。连服7天，间隔3天，可再服7天。

【注意】外感风寒者慎服。

【按语】珠宝二宝粥是近代名医张镇纯颇有创意的食疗方之一。方中山药、苡仁皆为清补脾肺之药，若单用山药，久则失于黏腻而碍胃；若单用苡仁，久则失于淡渗而损脾，唯等分并用，久服无弊；柿饼润肺生津，化痰止咳。三味煮粥，既可益气养胃，滋润身体，又能治病强身。

30. 神仙粥

【组成】淮山药30克，芡实30克，韭菜30克，粳米50克。

【功用】补肾壮阳，益气强志，抗老防衰。体虚消瘦、腰膝冷痛、精神萎靡、气短乏力、脾虚久泻、肾虚遗精、小便失禁之中老年人。

【制法】先将山药、芡实捣碎，再将韭菜洗净切细，与淘洗干净的粳米一起入锅内，加水 1000ml 同煮，粥将成时，加入少量食盐或白糖调味，稍沸既可。

【服法】每日 1 料，空腹趁热食用，食后可饮少许热酒。

【注意】口苦咽干、尿黄便秘者慎用。

【按语】淮山药有较高的营养价值，能健脾补虚，固肾益精，抗老防衰；芡实含多量淀粉、蛋白质、脂肪及钙、磷、铁、硫胺素、核黄素、尼克酸、抗坏血酸、胡萝卜素等，可固肾涩精、补脾止泻，久服能助肾阳，延年益寿；韭菜性味甘辛而温，补肾助阳，散导滞，具有抗衰老的功能。三味同煮为粥。可达壮阳补肾，调和脏腑，轻身延年之效。

31. 麻雀肉山药粥

【组成】麻雀 4 只，山药 50 克，粳米 100 克，精盐、猪油、生姜各适量。

【功用】补肾壮阳、健脾益气。适用于阳虚之直肠脱垂。

【制法】将麻雀宰杀、去毛及内脏后洗净切小块，置锅中微炒；山药为末，然后将麻雀肉、山药末、粳米、食盐、生姜共入锅中，加适量净水煮为粥，熟后放入猪油即成。

【用法】早、晚餐服食。

32. 栗子莲枣山药粥

【组成】栗子肉、莲子、大枣各 50 克，山药、粳米各 100 克，白糖适量。

【功用】益肾补脾。适用于肾亏所致腰腿疼痛等。

【制法】莲子泡洗后去皮，蒸烂；大枣洗净，去核，切丁；山药煮熟，去皮，压碎；栗子肉、粳米煮粥，将熟时，加入以上原料，再煮 10 分钟，调入白糖。

【用法】每天 2 剂，空腹食用。

33. 猪肾山药粥

【组成】猪肾 1 对，山药 100 克，薏苡仁 50 克，粳米 150 克，精盐、味精各适量。

【功用】益肾补虚。适用于腰腿疼痛等。

【制法】将猪肾去筋膜和臊腺，切碎，烫去血水，与洗净的山药、薏苡仁、粳米一同放入砂锅中，加清水 1000 克，用旺火烧开后用小火熬煮成稀粥，加入精盐和味精调味即成。

【用法】早、晚餐食用。

34. 猪腰子山药粥

【组成】猪腰子 1 副，山药 100 克，薏苡仁 50 克，粳米 150 克，精盐、味精各适量。

【功用】益肾补虚。适用于妊娠合并腰痛。

【制法】将猪腰子去筋膜和臊腺，切碎，烫去血水，与洗净的山药、薏苡仁、粳米一同放入砂锅中，加清水 1000 克，用大火烧开后转用小火熬煮成粥，加入精盐和味精调味即成。

【用法】早、晚餐服食。

35. 黄鸡粥

【组成】黄雌鸡 1 只，肉苁蓉 30 克，鲜山药 30 克，阿魏少许，粳米 60 克，调料适量。

【功用】益下元，壮阳气，补虚损。适用于腰腿疼痛，筋骨瘦弱等。

【制法】将鸡宰杀，去毛及内脏，洗净，入锅加水煮至烂熟，取出去骨；肉苁蓉以酒浸 12 小时，刮去粗皮，洗净切片；鲜山药洗净切片；阿魏研末，置于热酒内浸湿，三味同装入纱布袋，扎口；粳米淘净，与鸡肉、药袋同入鸡汤内煮粥，调味。

【用法】空腹温服。

36. 山药扁豆粥

【组成】山药 50 克，扁豆 50 克，大枣 20 克，生姜 10 克，粳米 100 克。

【功用】健脾养胃。适用于肺癌病人手术后或放疗、化疗中食欲不振者。

【制法】将山药、扁豆、大枣、生姜及淘洗干净的粳米放入锅中，加清水适量，用小火煮成稀粥即可。

【用法】 每天1剂，早、晚各温食1次，连食7～10天。

37. 鲫鱼山药粥

【组成】 鲜鲫鱼1条，鲜山药50克，粳米100克，精盐适量。

【功用】 健脾利湿，益气养阴。适用于乳腺癌等。

【制法】 将鲫鱼洗净去内脏及鳞，鲜山药研成细末；鲫鱼与粳米水煮为粥，待粥将熟时加入山药及精盐略煮即成。

【用法】 分早、晚2次食用。宜连续食用5～10天。

38. 山药白扁豆粥

【组成】 鲜山药30克，白扁豆15克，粳米50克。

【功用】 益气健脾，化湿止泻。适用于肝癌。

【制法】 鲜山药去皮切片，先煮白扁豆和粳米至半熟，继入山药片，煮粥，加白糖适量。

【用法】 作早餐服用。

39. 木耳山药萝卜粥

【组成】 鲜山药100克，胡萝卜150克，大米、小米、花生仁各30克，黑木耳、干香菇各20克，黄酒、精盐、味精、麻油各适量。

【功用】 养脾胃，益肝肾，祛病邪，抗肿瘤。适用于肝癌等。

【制法】 鲜山药洗净，去皮，切成圆片；胡萝卜洗净，切成丁；黑木耳、干香菇泡发好，洗净，切成小块；大米、小米淘净一用入锅，倒入泡黑木耳、干香菇的原汁，放入花生仁、山药片，加水用小火煮粥；粥将熟时加入黑木耳、香菇、胡萝卜丁；待粥中原料熟烂时，加精盐、黄酒、味精和麻油调味即可。

【用法】 当早餐或晚餐食用。

40. 丝瓜山药粥

【组成】 丝瓜500克，粳米200克，鲜山药200克，精盐5克，味精2克。

【功用】健脾统血，凉血止血。适用于结肠癌、直肠癌，症见大便出血者。

【制法】将丝瓜、山药分别刮皮，洗净，切块；将粳米淘净，与山药同放入锅中，加清水适量煮沸，加入丝瓜和精盐煮成粥后，再加味精即可。

【用法】每天1剂，分早、晚食完，连食5~7天。

41. 山药粥

【组成】鲜山药100克，粳米100克。

【功用】补脾胃，益肺肾。适用于膀胱癌等多种癌症手术后肺脾肾虚弱引起的气短乏力、饮食不香、腰腿疼痛、性欲减退、夜尿频多等。

【制法】将鲜山药洗净，切片，与淘洗干净的粳米同入锅中，大火煮沸，改小火煮成稠粥即成。

【用法】早、晚分食。

42. 山药大枣瘦肉粥

【组成】粳米200克，枸杞子25克，山药50克，芡实50克，花生米20克，大枣20枚，瘦猪肉200克，精盐、葱花各适量。

【功用】补肾健脾，涩精利尿。适用于前列腺增生属于肾阳虚者。

【制法】瘦猪肉洗净去筋膜切丁；枸杞子洗净；山药去皮洗净切片；芡实洗净，花生米、大枣洗净；将粳米淘洗干净，放锅中加热煮沸，再将枸杞子、山药、芡实、花生米、大枣及瘦肉丁放锅中同煮约30分钟，加盐调味，撒葱花，煮开即成。

【用法】早、晚分食。

43. 山药瘦肉粥

【组成】瘦猪肉300克，粳米200克，山药50克，杜仲20克，芡实50克，葱花、精盐各适量。

【功用】补脾养胃，强肾益精。适用于肾阳虚之前列腺增生。

【制法】将粳米淘洗干净，山药、杜仲、芡实去杂洗净，以上几味均放入锅中，猪肉洗净切小块，放入沸水中烫一下，捞出也放入锅中，同煮至烂成粥，撒葱花即可。

【用法】每天早、晚两次服用。

44. 山药菟丝子粥

【组成】熟地黄20克，菟丝子10克，粳米100克，白糖适量。

【功用】健脾胃，补肝肾，益精血。适用于心脾两虚之勃起功能障碍。

【制法】将山药、菟丝子用水煎取浓汁；将洗净的粳米下入另一锅内，加水适量，煮粥、粥将成时调入药汁和白糖。

【用法】每天1剂，分2次温热食用。

45. 熟地山药粥

【组成】熟地黄20克，山药30克，茴香3克，茯苓20克，红糖20克，粳米100克。

【功用】补血滋阴，健脾胃，补益气虚，宁心神。适用于惊恐肾伤类型的勃起功能障碍。

【制法】将熟地黄、山药去皮洗净，茴香、茯苓同入砂锅，加水煎取药汁，去渣后加入淘干净的粳米，用旺火烧开后转用小火熬煮成稀粥，调入红糖即成。

【用法】早、晚分食。

46. 山药菟丝子栗子

【组成】山药30克，菟丝子10克，栗子肉50克，粳米100克，白糖适量。

【功用】健脾胃，补肝肾，益精髓。适用于脾虚以及肝肾亏虚之勃起功能障碍、精液稀薄等。

【制法】将山药、菟丝子用水煎取浓汁；将洗净的栗子肉、粳米下入另一锅内，加水适量，煮粥；粥将成时调入药汁和白糖。

【用法】每天1剂，分2次温热食用。

47. 桂圆茯苓山药粥

【组成】茯苓30克，肉苁蓉18克，核桃仁15克，桂圆肉40克，山药25克，粳米120克，白糖适量。

【功用】益心脾，补肾强中。适用于心脾两虚之勃起功能障碍。

【制法】将茯苓、肉苁蓉加适量水煎煮去渣取汁；山药洗净去皮，核桃仁、粳米洗净与上药汁一并煮粥，待粥熟后加入适量白糖稍煮即成。

【用法】每天早、晚空腹各服1次。

48. 赤豆山药粥

【组成】赤小豆、山药各50克。

【功用】健脾利水，益肺固精。适用于慢性肾炎、遗精盗汗等。

【制法】用水将赤小豆先煮至半熟，再放入山药煮成粥。

【用法】每天早、晚分食。

49. 山药栗子糯米粥

【组成】鲜山药100克，栗了肉、糯米各50克，白糖适量。

【功用】补肝肾，涩精气，固虚脱。适用于勃起功能障碍、遗精、虚汗不止等，对老年人小便不利疗效更好。

【制法】将山药切块，同栗子肉、糯米同入锅中，加水煮粥，等粥煮好后放入白糖即成。

【用法】每天2剂，早、晚分食。

50. 山药莲子粥

【组成】莲子50克，炒山药50克，白酒800克。

【功用】养心补脾，益肾涩精。适用于脾虚之遗精等。

【制法】将莲子去皮、心，连同山药洗干净，置容器中，加入白酒，密封，浸泡15天，每隔2天搅拌2次即成。

【用法】适量饮用。

51. 加味山药粥

【组成】干山药片、芡实各30克，莲肉15克，糯米50克。

【功用】补脾胃，滋肺，补肾固精。适用于肾虚遗精。

【制法】山药、芡实、莲子肉、糯米加适量水同煮粥。

【用法】佐餐食用。

52. 山药苡仁羊肉粥

【组成】鲜山药500克，羊肉、薏苡仁、糯米各250克。

【功用】温补脾肾，涩精止泻。适用于遗精、滑精等。

【制法】羊肉去筋膜，洗净，切碎，与山药、薏苡仁同煮烂，研泥，下糯米，共煮为粥。

【用法】早、晚餐食用。

53. 芡实山药柏子仁粥

【组成】芡实50克，山药50克，柏子仁30克，粳米50克，白糖适量。

【功用】健脾益肾养心，补益精气。适用于劳伤心脾引起的男子遗精等。

【制法】将芡实捣碎，加适量清水煮软，再将山药切片，与淘净的粳米，共同煮烂成粥即可食用。

【用法】每天晨起空腹食用，久服方能见效。

54. 肉汤山药栗子粥

【组成】羊肉200克，山药、栗子肉各50克，粳米100克，精盐适量。

【功用】补肾精，固胃肠。适用于因肾之阴气不足、脾失温煦而引起的男子遗精等。

【制法】将羊肉洗净，切成细丝，下锅，加适量水，煮成肉汤，加山药、栗子肉和洗净的粳米煮粥（可酌情加水）用精盐调味。

【用法】早餐食用，隔天1剂。

55. 山药菟丝粥

【组成】山药30～60克，菟丝子10～15克，粳米100克，白糖适量。

【功用】健脾胃，补肝肾。益精髓适用于脾胃虚弱，肝肾不足之小便频数淋漓、遗精、腰痛、目暗头晕、食欲不振、骨质疏松症等。

【制法】前两者水煎取浓汁，分两份与粳米50克同煮成稀粥，调入白糖。

【用法】每天1剂，分2次温热服食。

56. 鹿茸山药粥

【组成】鹿茸粉 6 克，山药粉 15 克，大米 150 克。

【功用】健脾补肾壮阳。适用于肾阳虚弱之畏寒肢冷、腰膝酸痛、尿频、男子阳痿、遗精、女子宫寒不孕、带下清稀及脾胃虚弱之食少乏力等症。

【制法】先将大米煮作粥，待沸后放入鹿茸粉、山药粉同煮为粥。

【用法】分 2 次早晚温热食。

57. 杜仲川断粥

【组成】鲜山药 50 克，川断、杜仲、苎麻根各 25 克，糯米 50～100 克。

【功用】固肾益气。适用于肾气不固而致男子不射精等。

【制法】先煎川断、苎麻根、杜仲，去渣取汁，后入糯米及捣碎的山药，共煮为粥。

【用法】佐餐食用。

58. 山药山萸粥

【组成】山萸肉 60 克，山药 30 克，粳米 100 克，白糖 10 两。

【功用】补肾气，敛精血。适用于肾气亏而致不射精、腰腿软弱、头晕耳鸣、遗精、早泄等。

【制法】将山萸肉、山药煎汁去渣，加入粳米、白糖，煮成稀粥。

【用法】佐餐食用。

59. 山药乌鸡膏粥

【组成】山药、乌鸡膏各 30 克，粳米 100 克，葱、生姜、盐适量。

【功用】补肾养阴，退热，止带。适用于肾阴虚弱而致早泄、消瘦形枯、遗精白浊等。

【制法】将山药与粳米加水煮粥，粥熟后加入乌鸡膏（油）、葱、生姜、盐，待沸，即可食用。

【用法】佐餐食用。

60. 扁豆芡实粥

【组成】扁豆 20 克, 芡实 20 克, 山药 20 克, 糯米 50 克。

【功用】健脾益气, 滋肾固精。适用于肾虚遗精、早泄等。

【制法】将山药洗净切碎, 与淘洗干净的糯米、扁豆和芡实一同入锅, 加水 500 克, 用旺火烧开后转用小火熬煮成稀粥。

【用法】每天服 1 剂, 温热服用。

61. 补肾复原粥

【组成】山药 50 克, 肉苁蓉 29 克, 核桃 2 个, 菟丝子 10 克, 羊瘦肉 500 克, 羊脊骨 1 具, 粳米 100 克, 调料适量。

【功用】温补肾阳。适用于肾阳亏损之勃起功能障碍、早泄。宜连续服用。

【制法】前四位药装入纱布袋, 扎口; 羊瘦肉洗净, 去血水, 切片; 羊脊骨洗净, 多块; 粳米淘净, 与药袋、羊肉、羊骨同时下锅加水、旺火烧沸去浮沫, 加入葱、姜、黄酒、胡椒粉、大茴香、花椒, 小火炖至羊肉烂熟, 调入盐、味精。

【用法】佐餐食用, 每天 1 次。

62. 党参山药糯米粥

【组成】党参 15 克, 地骨皮 30 克, 山药 50 克, 糯米 100 克, 冰糖适量。

【功用】润肺健脾, 止咳平喘。适用于小儿百日咳减退期。

【制法】党参、地骨皮、山药同入锅内, 加水适量浓煎 20 分钟, 糯米洗净后倒入锅内同煮至粥稠, 冰糖调味。

【用法】每天 1 次, 早、晚分服。

63. 二豆山药粥

【组成】扁豆 15 克, 赤小豆 30 克, 山药 15 克, 木棉花 15 克, 薏苡仁 30 克, 鲜荷叶半张, 灯心草适量。

【功用】清暑祛湿。适用于小儿夏季热。

【制法】上诸药加水慢火煮粥，以豆熟透为度。

【用法】早、晚分食。

64. 冬瓜山药薏仁粥

【组成】冬瓜100克，薏苡仁50克，山药100克，粳米100克。

【功用】清肺化痰止咳。适用于小儿支气管炎咳嗽。

【制法】冬瓜洗净、切碎，薏苡仁、山药、粳米洗净，同入锅内加水适量煮至粥稠。

【用法】早、晚各1次分服。

65. 山药杏仁粥

【组成】鲜山药150克，粳米150克，杏仁10克，牛奶250克。

【功用】补养脾肺，止咳祛痰。适用于小儿支气管炎恢复期，症见咳嗽无力、喉中痰鸣、食少纳差。

【制法】杏仁研泥，渗牛奶少许绞取汁；山药洗净，与粳米同煮成粥，粥将熟时兑入牛奶、杏仁汁，煮沸即成。

【用法】每天2~3次热饮。

66. 山药鸡蛋粥

【组成】山药30克，熟鸡蛋黄1个，粳米30克。

【功用】补脾益肠止泻。适用于小儿脾胃虚弱所导致的腹泻。

【制法】山药切块，同粳米煮成粥后，调入鸡蛋黄。

【用法】早、晚食用。

67. 山药栗子粥

【组成】栗子60克，山药30克，生姜4片，大枣5枚，粳米60克。

【功用】健脾止泻。适用于小儿腹泻。

【制法】栗子（去皮）、山药、生姜、大枣（去核）、粳米洗净，把全部用料一齐放入锅内，加清水适量，小火煮成粥，调味即可。

【用法】随量食用。

68. 山药鸡内金粥

【组成】山药 30 克，鸡内金、山楂各 10 克，粟米 120 克。

【功用】健脾开胃，消食导滞。适用于小儿饮食减少、食入不化、脘腹饱胀、时有嗳腐、肠鸣腹泻。

【制法】山药、鸡内金、山楂、粟米洗净，全部用料一齐放入锅内，加清水适量，小火煮成粥，调味即可。

【用法】随量食用。

69. 荔枝山药粥

【组成】干荔枝肉、山药各 50 克，白术 20 克，生姜 3 克，粳米 100 克。

【功用】健脾益肠。适用于小儿腹泻。

【制法】将荔枝、山药、白术、生姜加水适量，煎至汁浓，调入沸粳米粥中煮片刻，入少许调料，咸甜随意。

【用法】温热食用。

70. 山药薏苡仁粥

【组成】山药、薏苡仁、粳米各 100 克。

【功用】健脾助运，消补兼施。适用于小儿营养不良。

【制法】把山药、薏苡仁同入锅内炒香至微黄，粳米洗净后亦入锅内，煮粥至稠，咸甜随意调味。

【用法】每天 1 剂，随意服食，连食数天。

71. 干山药片粥

【组成】干山药片 100 克，粳米 100 克，白糖适量。

【功用】调补脾胃，滋阴养颜。适用于小儿营养不良、积食不消等。

【制法】将粳米淘洗干净，与山药片一同碾碎，放入砂锅中，加适量的水，用大火烧开后转用小火熬煮成稀粥，调入白糖。

【用法】每天 1 剂，分数次服用。

72. 粟米山楂粥

【组成】干山药 30 克，鸡内金 10 克，山楂 10 克，粟米 150 克，白糖

50 克。

【功用】健脾消食。适用于小儿营养不良。

【制法】将山药、鸡内金分别研为极细末备用；再将山楂洗净去核，粟米淘洗干净，共入锅内，加水适量，熬煮成粥；待粥将成时将山药、鸡内金粉放入锅中搅匀，再熬煮片刻即成，服时调入白糖。

【用法】早、晚餐温热服食。

73. 内金山药粥

【组成】鸡内金、白术、山药、独脚金各 30 克，粳米适量。

【功用】消食健脾。适用于小儿营养不良。

【制法】将鸡内金、白术、山药、独脚金烘干，研细粉，调匀备用；粳米淘洗干净，煮粥；起锅前放入药粉 20 克，调匀煮 5～10 分钟起锅放入调料即可。

【用法】早、晚各食 1 次，连食可见效。

74. 山药扁豆粥

【组成】新鲜山药、粳米各 50 克，白扁豆 30 克。

【功用】健脾养胃化湿。适用于小儿营养不良，伴有大便稀烂者。

【制法】各味同入水中煮至烂熟，加白糖适量。

【用法】不拘时食之。

75. 山药苡仁枣粥

【组成】山药 15 克，薏苡仁 10 克，粟子 50 克，芝麻 5 克，大枣 10 枚，粳米 60 克，白糖适量。

【功用】养胃健脾。适用于脾虚所致小儿营养不良、食欲不振等。

【制法】将粟子用刀切开一个口，放入温水中浸泡，去壳及皮，切成小块。将上述其余各料（白糖除外）分别洗净，一同入锅，加水适量，共煮为粥，粥熟后加白糖调匀即成。

【用法】早餐或晚餐食用，每天 1 剂。

76. 薏苡仁山药粥

【组成】薏苡仁、山药、赤小豆、白扁豆、党参各 30 克，粳米 100 克。

【功用】健脾益气。适用于小儿肾炎恢复期，或病程长浮肿不明显，症见面色少华而苍白、倦怠乏力。

【制法】上6味洗净，入锅加水适量，煮粥至稠厚，加入冰糖适量调味。

【用法】每天1剂，连食10天。

77. 山药芡实蛋黄粥

【组成】山药15克，芡实15克，熟鸡蛋黄1个，生薏苡仁30克，糯米30克。

【功用】健脾开胃，养心安神，敛汗止泻。适用于小儿自汗、盗汗。

【制法】将山药、薏苡仁、芡实研末，与淘洗干净的糯米一同入锅，加适量的水，用大火烧开再转用成小火熬煮成稀粥，加入鸡蛋黄，混匀即成。

【用法】每天服1剂，温热食用。

78. 山药青黛硼砂粥

【组成】山药20克，青黛3克，硼砂10克，粳米30克。

【功用】清热化痰，凉血解毒，补中益气，熄风止痉。适用于小儿癫痫。

【制法】将山药焙干，与青黛、硼砂共同研末，备用；另将粳米淘洗干净，加水煮成粥，加入3克药末，混匀即成。

【用法】每天服3次，半年未发病者每天服2次，1年未发病者每天服1次。

79. 山药米粥

【组成】干山药片100克，粳米100克，蜂蜜适量。

【功用】补血健脾益气。适用于月经过少。

【制法】将粳米淘洗干净，与山药片一同碾碎，放入砂锅中，加水适量，先用大火烧开，再转用小火熬煮成稀粥，调入蜂蜜。

【用法】月经前每天1剂，连用5剂。

80. 薏苡仁山药芡实粥

【组成】薏苡仁、山药、芡实各30克，粳米100克。

【功用】活血化瘀。适用于痰湿内阻之月经过少。

【制法】上诸药共为细末煮粥食用。

【用法】月经前每天 1 剂，连服 5 剂。

81. 山药内金粥

【组成】鸡内金 15 克，鲜山药 45 克，粳米 50 克。

【功用】活血痛经，健胃消食。适用于气滞血瘀所致的闭经，以及食积不化、脘腹胀满等。

【制法】小火煎鸡内金 1 小时，加粳米及山药再煮，粥烂熟即成。

【用法】每天分 2 次服。

82. 陈皮薏苡仁山药粥

【组成】陈皮 16 克，薏苡仁、山药、芡实各 30 克，粳米 100 克。

【功用】行气健脾，燥湿化痰。适用于经前乳房胀痛。

【制法】将粳米淘洗干净，与陈皮、薏苡仁、山药、芡实一同入锅，加适量水煮粥，待粥将成时调入白糖、再煮二三沸即成。

【用法】每天服 2 次，温热食用。

83. 橘皮山药粥

【组成】鲜橘皮 30 克（干品 15 克），山药 10 克，半夏 10 克，粳米 100 克。

【功用】理气止痛，补脾益肾。适用于气虚型经行头痛。

【制法】将橘皮、半夏煎取药汁，去渣后加入淘洗干净的粳米、山药，加适量水，用大火烧开后转用小火熬煮成稀粥。

【用法】每天服 1 剂，温热食用。

84. 山药蛋黄粥

【组成】鲜山药 30 克，鸡蛋黄 3 个。

【功用】健脾和中，固肠止泻。适用于经行泄泻。

【制法】将鲜山药轧成细粉，和凉开水调入锅内，置炉上，不时以筷搅之，煮 2～3 沸即成粥，再调入鸡蛋黄，稍煮即成。

【用法】每天 3 次，空腹食用。有邪滞相夹或大肠湿热者不宜服用。

85. 山药羊肉糯米粥

【组成】羊肉 250 克，鲜山药 500 克，糯米 100 克。

【功用】补脾止泻，补气暖胃。适用于经行泄泻。

【制法】将羊肉洗净切碎，山药洗净去皮捣碎，一同加水煮烂，加入淘洗干净的糯米，再加水适量，一同煮粥，粥熟即成。

【用法】每天服 1 剂，分数次食用。

86. 山药芡实薏苡仁粥

【组成】山药、芡实、薏苡仁各 30 克，大枣、花生米、桂圆肉各 20 克，粳米 200 克。

【功用】健脾补血。适用于脾虚血亏之经行眩晕。

【制法】以上 7 味加水共煮成粥。

【用法】早、晚餐食用。

87. 菟丝子药枣粥

【组成】菟丝子 15 克，山药 30 克，大枣 5 枚，粳米 100 克，阿胶 5 克，白糖适量。

【功用】补益肾精即可。适用于先兆流产。

【制法】将菟丝子水煎取汁，加山药、大枣、粳米煮粥，待熟时调入阿胶、白糖。再煮一二沸即可。

【用法】早、晚餐食用，每天 1 剂，连续 7 天。

88. 山药川断杜仲粥

【组成】鲜山药 50 克，川断 25 克，杜仲 25 克，苎麻根 25 克，糯米 100 克。

【功用】固肾益气安胎。适用于先兆流产与习惯性流产。

【制法】将川断、杜仲、苎麻根加水煎汁，去渣后与淘洗干净的糯米和捣碎的山药一同煮粥。

【用法】每天服 1 剂，空腹食用。

89. 糯米山药粥

【组成】鲜山药50克，川断、杜仲、苎麻各25克，糯米50~100克。

【功用】固肾益气安胎。适用于习惯性流产、先兆流产而有脾肾亏损者。

【制法】先煎川断、杜仲、苎麻根，去渣取汁，后加入糯米及捣碎的山药，共煮为粥。

【用法】空腹食用。

90. 莲子桂圆山药粥

【组成】莲子（去心）、桂圆肉各50克，山药粉100克。

【功用】补肾健脾，安胎。适用于习惯性流产、胎动不安等。

【制法】将莲子、桂圆肉放锅中，加水煎煮，煮至莲子熟烂，加山药粉煮成粥。

【用法】每天食用1~2次。

91. 山药大枣薏苡仁粥

【组成】山药30克，大枣20枚，肉桂0.5克，薏苡仁30克。

【功用】补肾益气。适用于肾阳亏虚型妊娠合并水肿。

【制法】将山药、大枣、肉桂、薏苡仁分别洗净，一同放入砂锅中，加适量水，先用大火烧开，再用小火煮至成粥。

【用法】早、晚餐趁热食用，每天1剂，连食4~5剂。

92. 肠宁粥

【组成】当归、山药、续断、熟地各15克，阿胶10克，人参6~9克，麦冬9~15克，肉桂3克，甘草3~6克，粳米100克，红糖适量。

【功用】补血益气止痛。适用于血虚型产后腹痛。

【制法】上诸药先水煎，取汁去渣，加入洗净的粳米和红糖，共煮成粥。

【用法】每天2剂，分2次食用。

93. 山药莲米粥

【组成】干荔枝 5 枚，粳米 50 克，山药、莲子各 20 克，红糖 35 克。

【功用】开胃增食，补气益力。适用于产后贫血、体质虚弱者。

【制法】将干荔枝去壳除核，清水洗净；把粳米放入清水中淘洗干净；将山药去皮，洗净，切成薄片；莲子放入温水中浸泡软，剖开去心，换水洗净；锅内放清水约 600 克，加入荔枝、粳米、山药、莲子，置于炉火上煮，先用旺火烧开，再改为小火熬煮，至米烂汁稠时，放入红糖，稍搅拌，片刻后离火即可食用。

【用法】每天可食 2 次。

94. 八味地黄山药粥

【组成】生地黄 15 克，山萸肉、山药各 12 克，麦冬、五味子、茯苓、泽泻、丹皮各 9 克，粳米 100 克，白糖适量。

【功用】养阴清肺。适用于阴虚血燥之产后咳喘。

【制法】将上 8 味中药水煎，取汁去渣，放入洗净的粳米煮成稀粥，粥稠后加入白糖即可。

【用法】早、晚餐温热食用。

95. 花生山药粥

【组成】花生 50 克（不去红衣），山药 30 克，粳米 100 克，冰糖屑 15 克。

【功用】益气养血，健脾润肺，固肾通乳。适用于营养不良、产后缺乳等。

【制法】将花生及山药捣碎，再与粳米一同放入锅中，加清水一同煮粥，待粥熟时调入冰糖屑即成。

【用法】早、晚餐食用。

96. 山药薏苡仁粥

【组成】薏苡仁、山药、莲子各 30 克。

【功用】健脾祛湿。适用于脾虚湿胜型非特异性外阴炎，症见外阴肿痛、食欲不佳、脘闷不适、带下量多、不欲饮水。

【制法】上 3 味洗净，一起放入锅中，加清水适量，大火煮沸后，改用小火煮 1～2 小时，煮成羹后，调味。

【用法】每天 1 次，连服 7 天为 1 个疗程。

97. 山药地黄粥

【组成】山药 30 克，熟地黄 10 克，砂仁 6 克，粳米 100 克。

【功用】补肝益肾，益阴养血。适用于老年性阴道炎，症见带下色黄清稀、兼头晕耳鸣、腰腿疼痛。

【制法】将山药与生地黄煎取浓汁，分 2 份与粳米煮粥，沸后加入砂仁细末，煮成粥，可加白糖。

【用法】每天服用 1～2 次，连服数天。

98. 山药粳米粥

【组成】山药 40 克，薏苡仁 50 克，马蹄粉 10 克，大枣 3 枚，粳米 250 克，白糖 25 克。

【功用】补中益气，健脾除湿，益肾止带。适用于脾肾两虚型老年性阴道炎，症见带下清稀量多、色白或淡黄、绵绵不断、伴面色黄白或萎黄、四肢乏力、腰酸、食欲不振。

【制法】山药打成粉备用；将薏苡仁加水煮至开花，加入粳米、大枣煮至米烂；把山药粉边撒边搅，放入粳米粥中，搅匀加入白糖即成。

【用法】每天 1 剂，连用 3～5 天。

99. 山药桂圆粥

【组成】鲜生山药 100 克，桂圆肉 15 克，荔枝肉 3～5 个，五味子 3 克，白糖适量。

【功用】补益心肾，止渴固涩。心肾虚阳而引起的消渴、小便频数、心悸、失眠。

【制法】将生山药去皮，切成薄片，与桂圆、荔枝肉、五味子同以水煮为粥。

【用法】早、晚餐用。

【来源】《实用中医营养学》

100. 山药麦冬粟米粥

【组成】山药 300 克，麦冬 30 克，粟米 150 克。

【功用】可辅治各种糖尿病。

【制法】先将山药洗净，剖条后切成小粒状，盛入碗中；将麦冬拣杂洗净，切成片；粟米淘洗干净，放入砂锅，加适量水，大火煮沸后，改用小火煨煮半个小时；调入山药粒、麦冬片，继续用小火煨煮至粟米酥烂，粥呈黏稠状即可。

【用法】早晚各服 1 次。

101. 鲜山药粥

【组成】鲜山药 100~120 克，粳米 100~150 克。

【功用】滋肺肾，补脾胃。脾虚腹泻、食少体倦、慢性久痢、虚劳咳及老年性糖尿病等。

【制法】将山药洗净，切片，同粳米一起煮粥。

【用法】每天早晚分食。

102. 玉米须山药粥

【组成】玉米须 50 克，鲜山药、粟米各 100 克，调味品适量。

【功用】清热解毒，滋阴降糖。适用于糖尿病、慢性腹泻、夜尿多等。

【制法】将玉米须洗净，晒干或烘干，研成极细末，备用；将鲜山药洗净，连皮切成黄豆粒小丁，与淘净的粟米同入砂锅中，加水浸泡片刻，大火煮沸后，改用小火煨煮成稀粥；粥将成时，调入玉米须，拌和均匀，继续以小火煨煮 10 分钟后加入调味品，搅匀即成。

【用法】每天早晚分食。

103. 山药猪肚粥

【组成】山药 50 克，天花粉 20 克，猪肚 100 克，粟米 50 克，紫苏、陈皮、杭菊、葱花、生姜末、黄酒、精盐各适量。

【功用】清热降火，生津止渴，降血糖。适用于糖尿病等。

【制法】将山药、天花粉分别洗净，晒干或烘干，共研成细粉。猪肚用紫苏、陈皮、杭菊、葱花、生姜末等反复搓揉，洗净腥味，切成 2cm 长、1cm 宽的小块，一同放入砂锅，加水适量，旺火煮沸后，撇去浮沫，加入黄酒，并放入淘洗干净的粟米，再煮至沸时，调入山药、天花粉、精盐，继续煨煮至猪肚熟烂、粥稠黏即成。

【用法】早、晚温热食用。

104. 山药茯苓粥

【组成】莲肉、山药、粳米各 120 克，茯苓 60 克，蜂蜜 20 克。

【功用】清心除烦，开胃进食，滋阴养脾。适用于糖尿病症见消瘦、尿多者。

【制法】将莲肉、山药、粳米分别炒熟，和茯苓共研为细末，加蜂蜜拌匀，加水做糕，上屉蒸熟。

【用法】随量食用。

105. 老年性白内障

【组成】粳米 60 克，山药 30 克，菟丝子 9 克，夜明砂 9 克，红糖适量。

【功用】健脾益气，清热明目。脾虚气弱引起的老年性白内障。

【制法】将夜明砂、山药、菟丝子用布包好，加入 5 碗水煎成 3 碗，过滤去渣，将粳米、红糖放入煮粥吃。

【用法】随量食用。

第四节　山药糊类

1. 山药杏仁糊

【组成】杏仁 1000 克，粟米、山药各 500 克。

【功用】温中调肺，补脾益气。脾肺不足所致倦怠乏力、寒饮咳嗽、食少便溏等。

【制法】将山药煮熟、烘干为面，备用；杏仁去皮尖，炒熟，为面，备用；粟米炒熟，为面，备用；每次空腹时用白汤调粟米、山药面适量，杏仁面 10 克，并加入少许酥油即可；或将三料拌匀，用时取适量，开水调糊亦可。

【用法】作早点用，连服 7~10 日。

2. 山药麻奶糊

【组成】山药 15 克，黑芝麻 120 克，冰糖 125 克，粳米 60 克，牛奶适量。

【功用】益脾补肾，润肠滋燥。适用于疾病后失调、体弱多病、肝肾阴虚、头晕眼花、耳痛耳鸣、高血压、动脉粥样硬化等。

【制法】将粳米洗净，浸泡 1 小时，捞出滤干；山药切细、芝麻炒香；3 味同置盘中，加清水、牛奶、冰糖（化成糖水）拌匀，磨碎后滤出细茸，徐徐倒入，不断搅拌成糊状。

【用法】每次服 2 汤匙，每天 2 次。

3. 山药黑芝麻鲜奶糊

【组成】山药 15 克，黑芝麻 150 克，粳米 60 克，鲜牛奶 200 克，冰糖 30 克，玫瑰糖 6 克。

【功用】滋养肝肾，补钙催眠。适用于肝肾阴虚型失眠症，对伴有骨质疏松症者尤为适宜。

【制法】将粳米用清水浸泡 1 小时，捞出滤干；山药切成小颗粒；黑芝麻洗净后晒干，入锅炒香，加鲜牛奶和清水拌匀，磨成浆，滤出浆汁；锅中加适量清水，放入冰糖，置火上煮沸，将黑芝麻浆水倒入锅内与冰糖水拌匀，加入玫瑰糖，边煮边搅拌成糊，熟后即可。

【用法】当点心，每天 2 次。

4. 洋参杏仁雪梨糊

【组成】西洋参 10 克，无花果 5 个，北杏仁 15 克，雪梨 1 个，怀山药粉、白糖适量。

【功用】养阴生津，清肺化痰。适用于肺癌、胃癌所致的阴虚燥热及放疗后肺阴受损、干咳或咳痰黄稠、口干咽燥、声间嘶哑、食欲不振、大便秘结等。

【制法】将北杏仁用开水浸泡去皮，雪梨去皮洗净、切细，同无花果等共捣烂如泥，而后加入山药粉、白糖及清水适量调成糊状备用。将西洋参切细，水煎沸后将药糊倒入，再煮片刻即成。

【用法】每日 1 剂。

5. 洋参白及糊

【组成】西洋参 5 克，白及粉 15 克，藕粉、山药粉、白糖各适量。

【功用】养阴清热，凉血止血。适用于肺结核咳血，或痰中带血等。

【制法】将西洋参切细，放入锅中，加清水适量煎沸后，将白及粉、藕粉、山药粉、白糖各适量倒入，搅拌均匀，文火煮至粥熟后即成。

【用法】每日 1 剂。

6. 竹叶薏苡仁糊

【组成】淡竹叶 10 克，薏苡仁 15 克，滑石 15 克，山药粉 8 克，白糖清水适量。

【功用】清热利湿止痛。方中淡竹叶清火除烦，利小便；薏苡仁甘淡渗湿；滑石清热利湿；山药粉健脾护胃。用于湿热腰痛。

【制法】将前三味小火煮沸 30 分钟后去药渣，然后将山药粉冷水浸湿，放入砂锅内与药汁同煮沸成糊状，入白糖适量即可。

【用法】令温顿服，每天 2 次，5 天为 1 个疗程。

7. 核桃山药莲子黑豆糊

【组成】核桃仁 300 克，莲子肉 300 克，黑豆 150 克，山药 150 克。

【功用】补肾健脾，收敛止汗。适用于小儿盗汗伴腹泻不止。

【制法】将核桃仁、莲子肉、黑豆、山药分别捣碎，碾成粉状，混合均匀，置入蒸笼中蒸熟，晒干，装瓶密封，备用。根据患儿大小取蒸粉 30～90 克，用冷水调成糊状，煮沸即可食用。

【用法】每天服 2 次，经常食用。

8. 山药莲肉麦芽糊

【组方】山药、莲子肉各 90 克，麦芽 60 克，茯苓 30 克，粳米 500 克，白糖适量。

【功能主治】健脾止泻，开胃进食。适用于小儿营养不良。

【用法用量】上列各味混匀，共磨粉状，每次取适量，加水调匀再煮成糊。温服，每天 3 次，连服 3~5 天。

第五节　山药糕类

1. 山药豆沙糕

【组成】山药 500 克，豆沙馅 150 克，面粉 90 克，京糕 150 克，白糖 100 克。

【功用】补脾养胃，消极散瘀，润脉降压。适用于高血压、冠心病。

【制法】将山药洗净，上笼蒸烂，晾凉。一半白糖加食用红色素拌成粉红色糖粉，另一半白糖加食用绿色素拌成浅绿色糖粉，在拌成粉时加入少许食用香精；再将蒸好的山药剥去外皮，捣成泥状，加入面粉，搓成面团，再分成两半，分别擀成 15cm 见方的块，再将豆沙馅捏成同样大小的块，放在一块山药面块上；将京糕切成 3mm 厚的片，铺成豆沙馅上，再将另一块山药面块放在京糕片上铺平，然后切成两半，将其中的一半撒上粉红色糖粉，另一半撒上浅绿糖粉，再将双色山药糕拼好，切成四条，每条再切成 5 块，上笼蒸熟即成。

【用法】做主食食用。

2. 二豆降压糕

【组成】绿豆粉、豌豆粉各 1000 克，山药、核桃仁、枣泥、蜂蜜各 100 克，桂花 20 克，红糖、白糖各 50 克。

【功用】滋阴补虚，利湿降压。适用于高血压、高脂血症、肥胖症等。

【制法】将山药、核桃仁分别洗净，晒干或烘干，研成粗末，放入碗中备用。锅置火上，加适量水，煮沸后加入红糖、白糖，融化后加入桂花，拌合均匀，缓慢调入绿豆粉、豌豆粉，边调入边搅拌，并调入山药、核桃仁粉，和入枣泥，视搅拌程度可适量加水，并调入蜂蜜，搅拌呈硬膏状，装入木格内，上笼蒸 30 分钟即成。晾凉后，贮入冰箱备用。

【用法】每天 2 次，每次 50 克，温开水送食。

3. 果茶山药糕

【组成】山药 500 克，红果果茶 100 克，白糖 50 克，干淀粉 10 克，鸡蛋清 20 克，食用香精适量。

【功用】补虚健脾，益肾助阳，开胃消食，降胆固醇。适用于高脂血症。

【制法】将山药洗净，上笼蒸熟，取出去皮，用刀压成山药泥，加白糖、蛋清、淀粉、香精搅拌均匀，抹在方磁盘中成 3cm 厚的长方形，上笼蒸约 10 分钟至熟，取出晾凉。将晾透的山药糕切成 0.6cm 厚的片，整齐地摆盘中，浇上果茶即成。

【用法】佐餐食用。

4. 扶中糕

【组成】面粉 1000 克，白术、茯苓、山药、桂圆肉各 20 克，党参 10 克，陈皮 5 克。

【功用】健脾和胃，益气补虚。适用于贫血所致食少纳呆、脘腹胀满、少气懒言、四肢倦怠、消瘦，面色萎黄或苍白、大便稀溏等。

【制法】将以上各位药研成细末后与面粉拌匀，加白糖适量，用水和成面团，上笼蒸成糕，再将蒸好的糕入烤箱烤干。

【用法】长期服用。

5. 八宝山药糕

【组成】鲜山药 250 克，赤小豆 150 克，芡实末 30 克，白扁豆（干品）20 克，大枣 15 枚，桂圆肉 15 克，茯苓 20 克，黑芝麻 20 克，乌梅 5 枚。

【功用】益气养血，健脾润燥。适用于脾虚胃弱之贫血，疲倦乏力，腹胀纳呆。尤其适合慢性消耗性疾病患者食用。

【制法】将赤小豆洗净，加水煮烂熟后研成豆沙待用；芡实米、白扁豆、茯苓共研成细末，用少量水调匀，上锅蒸熟；大枣、桂圆肉另煮熟后去皮、核，研成泥状；鲜山药上锅蒸熟去皮，亦碾成泥，把已蒸好的茯苓与山药泥搅在一起；制作时先将山药泥在盘中铺一层，再将豆沙铺一层，再铺一层山药泥，上再铺一层大枣、桂圆泥。如此铺成 6~7 层，形成千层糕状。最上层撒上一层芝麻，亦可点缀上一些果料，上锅再蒸，待熟取出。另用乌梅 5 枚、适量的红糖熬成浓汁，浇在糕上即成。

【用法】当点心食用。

6. 补肾健脑糕

【组成】花生仁 75 克，黑芝麻 20 克，枸杞子 15 克，玉米粉、山药粉各 200 克，红糖适量。

【功用】补肾固精，健脑益智。适用于肾虚之头晕、失眠、记忆力减退等。

【制法】将花生仁捣烂。把黑芝麻碾碎，与花生仁、枸杞子放一起，加适量红糖，加入玉米粉、山药粉混匀，加水适量，和匀，做成糕坯，蒸熟即成。

【用法】每天早餐 50 克。

7. 山药莲子茯苓糕

【组成】茯苓、莲子、山药、芡实各 60 克，熟地、山萸肉各 20 克，面粉 150 克，枸杞子 30 克，精盐 6 克，蜂蜜 50 克，白糖适量。

【功用】养心益肾，涩精止浊。适用于心肾两虚而致遗精、耳鸣、腰痛等。

【制法】将莲子、山药、芡实、茯苓蒸熟捣烂，与面粉和匀，以熟地、山萸肉煎浓汁代水和面，加白糖、精盐揉匀，铺于蒸笼布上，撒上核桃仁、枸杞子，按入面团内，再以蜂蜜淋面上，蒸熟即可。

【用法】佐餐食用。

8. 山药益脾养肾糕

【组成】大枣 30 克，枸杞 30 克，芡实 20 克，山药 20 克，白术 10 克，鸡内金 10 克，面粉 500 克，白糖 300 克，发面、碱、水适量。

【功用】健脾益肾。适用于脾虚及肾之不射精。

【制法】大枣、枸杞、芡实、山药、白术、鸡内金放入锅内，用大火煮沸后，转入小火煮 20 分钟，取汁，再将面粉、发面、白糖放盆内，加药汁，清水适量，揉成面团，待面团发酵后，加碱水适度，做成糕坯，上屉蒸15～20分钟。

【用法】做早、晚餐食用。

9. 山药麦芽糕

【组成】麦芽、山药各100克，鸡内金20克，山楂50克，粳米150克，白糖70克，蜂蜜适量。

【功用】健脾开胃消食。适用于小儿厌食症。

【制法】麦芽、山楂、山药、鸡内金、粳米入锅内炒煮，与白糖共研成粉末，加入蜂蜜，压成方块糕。

【用法】可经常食用。

第六节 山药羹类

1. 山药绿豆羹

【组成】鲜山药100克，绿豆50克，蜂蜜30克。

【功用】清热解毒，降脂降压。适用于高脂血症、高血压、脂肪肝。

【制法】将山药洗净，刮去外皮，切碎，捣烂成糊状，备用。将绿豆淘洗干净后放入砂锅中，加水适量，中火煮沸后，改用小火煨煮至熟烂呈开花状，调入山药糊，继续煨煮10分钟，离火后加入蜂蜜，拌和成羹即成。

【用法】每日早、晚分食。

2. 木耳山药甲鱼肉羹

【组成】甲鱼（300克以上）1只，黑木耳、山药各30克，精盐、味精各适量。

【功用】滋补肝肾，益气充髓，养血健脑。适用于贫血等。

【制法】黑木耳泡发，去掉根蒂，洗净，撕成小片；山药浸透，洗净，切丝；将甲鱼杀死，在腹部呈十字形剖开，去内脏，洗净，放入砂锅中，加黑木耳、山药和适量水，用大火烧开，改为小火熬成烂糊，加精盐、味精调味即成。

【用法】早、晚分食。

3. 山药花生薏苡仁羹

【组成】花生仁 50 克，薏苡仁、山药、莲子各 30 克，冰糖适量。

【功用】健脾除湿。适用于慢性肾炎水肿。

【制法】将花生仁、薏苡仁、山药、莲子分别洗净，一同入锅内，加入适量水，大火烧开，改用小火煮为羹，下入冰糖，冰糖融化后即成。

【用法】每天 1 剂，连食 7 天 1 各疗程。

4. 山药羊乳羹

【组成】山药 50 克，新鲜羊乳 500ml，白糖或蜂蜜适量。

【功用】益气养阴，补肾健脾。适用于慢性肾炎等症之气阴不足者。

【制法】将山药在锅中炒制微黄，扎为细末。将羊乳烧沸，加入山药末和白糖，搅匀即成。

【用法】佐餐食用，每天 1 次。

5. 山药羊肉奶羹

【组成】羊肉 500 克，山药 100 克，牛奶 150 克，生姜 20 克，食盐适量。

【功用】温补肾阳，宁心安神，润肠通便。适用于肾阳不足型失眠症，对伴有习惯性便秘者尤为适宜。

【制法】将羊肉、生姜洗净后切片，用小火煮 1 小时，取羊肉汤 500ml，加去皮山药、在锅中煮烂后，加牛奶、食盐少许，煮沸即可。

【用法】佐餐食用。

6. 山药二仁羹

【组成】山药 100 克，酸枣仁 15 克，薏苡仁 30 克，白糖 10 克。

【功用】养心健脾，补肾涩精。适用于神经衰弱、失眠症等。

【制法】将酸枣仁、薏苡仁分别去杂，洗净，晾凉或晒干，酸枣仁敲碎，除去杂质，与薏苡仁共研为细末，备用，将市售食用鲜山药洗净，刮去薄层外皮，切成片或切碎，捣成糊状，放入砂锅，加适量水，用大火煮沸，趁沸腾时调入酸枣仁、薏苡仁细粉，边加边搅拌，改用小火煨煮，加入白糖，拌煮成羹。

【用法】当点心吃，量随意。

7. 黄芪山药羹

【组成】黄芪30克，鲜山药150克，盐或糖适量。

【功用】健脾益气。适用于慢性肝炎之精神疲乏、所短懒言、面色苍白、大便稀薄者等。

【制法】将黄芪洗净，鲜山药切成薄片。先将黄芪放锅内，加水适量，煮半小时，滤去药渣，放入鲜山药片再煮半小时，加盐或糖调味即成。

【用法】佐餐食用，每天1次。

8. 枸杞山药猪脑羹

【组成】枸杞子15克，怀山药30克，猪脑1具，姜片、葱花、料酒、味精、精盐适量。

【功用】滋养肝肾，补益精血，安神益智。中老年肝肾不足、气血亏虚、头晕眼花、失眠健忘、腰酸腿软等。

【制法】取新鲜猪脑，用竹签将猪脑膜、小血管除去，洗净，与枸杞子、怀山药同置于砂锅中，加入姜片、料酒和适量清水，文火炖40分钟至熟，再放入葱花、味精、精盐调味，即可食用。

【用法】中、晚餐食用。

【注意】因猪脑含胆固醇较多，血脂过高、动脉硬化者不宜食用。

【按语】猪脑有较高的滋养补益价值，其性味甘平，能补脑髓，益虚损，常用于健脑益心，治疗神经衰弱；枸杞子滋补肝肾，聪耳明目，强筋壮骨；怀山药健脾补肾，固肾益精，养心益智。三者配伍，滋补肝肾，健脑填髓，且能健脾扶中，适宜于中老年人肝肾亏虚而见智力衰退者食用。

9. 山药赤小豆羹

【组成】新鲜山药350克，赤小豆150克，湿淀粉、白糖、糖桂花各适量。

【功用】健脾养胃，利尿消肿，补脾养血，可辅治胃溃疡及十二指肠溃疡。

【制法】将山药洗净，煮熟去皮，切粒，烧酥，同煮山药放在一起，加入白糖，然后用湿淀粉勾芡，撒上少许糖桂花即成。

【用法】当点心实用。

10. 扁豆花粉山药羹

【组成】白扁豆粒（炒）30克，天花粉10克，鲜山药150克。

【功用】清热解毒，生津止渴，补虚降糖。适用于痔疮、痔疮肿痛等。

【制法】将白扁豆粒、天花粉（去杂，洗净后晒干或烘干），共研成粗末，备用。将鲜山药洗净，除去须根，刨去薄层外表皮，剖条，再切成0.5cm见方的小丁块，放入砂锅，加清水适量，调入白扁豆粉、天花粉粗末，用大火继续煨煮30分钟至稠黏糊即成。

【用法】每天早、晚分食。

11. 茯苓山药羹

【组成】白茯苓30克，山药60克，红糖30克。

【功用】益气健脾。适用于前列腺增生之中气不足。

【制法】将山药、茯苓共研粗末，入锅中，加水煮成稠羹，用生粉勾薄芡，兑入红糖，调匀即可。

【用法】早、晚餐食用。

12. 赤小豆山药羹

【组成】赤小豆、山药各50克，白糖适量。

【功用】补脾清热，利湿止泻。适用于经行止泻。

【制法】赤小豆洗净，山药去皮洗净切小块，将赤小豆放入锅内先用大火煮沸，然后放入山药块，小火慢煮至赤小豆和山药烂熟，加白糖调和即成。

【用法】当点心食用。每天早、晚各食用1次。

13. 风栗健脾羹

【组成】栗子肉250克，瘦肉200克，山药25克。

【功用】补益脾肾，益气强壮。适用于气血虚弱型胎儿宫内生长迟缓。

【制法】将栗子肉用沸水浸泡后去皮，然后再将洗净的瘦肉、山药同栗子肉一并放入砂锅内中，加水适量，置小火上焖煮，至熟烂即可。

【用法】饮汤吃肉。

14. 羊乳山药羹

【组成】羊乳500克，山药30克，白糖适量。

【功用】益气滋阴，润胃补肾。适用于肾虚产后贫血、产后缺乳等。

【制法】将山药炒至微黄，研成细末，再将羊乳煮沸，加入山药末和少量白糖，调匀，稍煮即成。

【用法】佐餐食用。

15. 兔肉山药羹

【组成】兔肉500克（切块），山药60克，天花粉60克，料酒、精盐、味精等适量。

【功用】清热生津，降糖止渴。中老年脾胃阴虚、口干清渴、小便不禁等。

【制法】将兔肉块、山药、天花粉放入砂锅中，加入料酒和适量清水，煎煮至兔肉烂熟，加精盐、味精等调味品少许，取浓汁口渴即饮。

【用法】不定时频频饮服。

【注意】脾胃虚寒，腹胀便溏者禁食。

【按语】《海上集验方》用兔肉煮汤饮，取其性凉味甘，能凉血解毒，止渴消热，"治消渴羸瘦，小便不禁。"山药、天花粉为古方治疗消渴常用之品，三者合用，其降糖止渴作用效果更加。

16. 山楂山药羹

【组成】鲜山楂100克，山药200克，湿淀粉30克，鲜汤、精盐、味精、麻油各适量。

【功用】健脾开胃，消食化积，降糖降脂。适用于糖尿病、动脉硬化症、高脂血症等。

【制法】鲜山楂去核，洗净，切成薄片；山药去皮，洗净，剖开，斜切成薄片；锅内加鲜汤、山药片，山楂片，烧开，撇去浮沫，放入味精、麻油、精盐调味，用湿淀粉勾芡即成。

【用法】每天早、晚分食。

17. 荔枝核山药羹

【组成】荔枝核 20 克，葛根 15 克，山药 20 克。

【功用】可辅治各种糖尿病。

【制法】将荔枝核、葛根、山药分别洗净，晒干（烘干）敲碎（切碎）共研成细末，用温开水调和，成稀糊状，小火上制成黏稠羹。

【用法】早晨空腹时顿服。

第七节　山药茶饮类

1. 山药决明荷叶茶

【组成】鲜山药 60 克，决明子 15 克，荷叶 30 克（鲜荷叶半张）。

【功用】补益肝肾，滋润血脉，降压降脂。适用于高血压、高脂血症、脂肪肝。

【制法】将鲜山药洗净，轻轻刮去外皮，切成条状，再切成小丁块或捣烂成泥状，备用。将荷叶洗净，切碎，放入纱布袋中，扎口，与决明子通入砂锅，加水，用中火煮 15 分钟，调入山药糊（或山药丁），继续以小火煨煮 10 分钟，取出药袋，收取滤汁即成。

【用法】每天早、晚分次。

2. 健脾益肾茶

【组成】白术 10 克，山药 10 克，茯苓 10 克，莲子肉 10 克，枸杞子 10 克，白糖适量。

【功用】健脾益肾。适用于脾虚及肾虚型不射精。

【制法】将上药捣碎装入布袋中，加水煎煮 30 分钟，取汁加适量糖即成。

【用法】当茶频频饮之。

3. 山药茶

【组成】山药 250 克。

【功用】健脾益气，活血化瘀，补气养阴止渴。

【制法】以水煎，过滤，代茶饮之。

【来源】《临床实用中药学》

4. 淮山饮

【组成】鲜淮山药 250 克，蜂蜜适量。

【功用】健脾补肾，益寿延年。中老年人身体虚弱，食欲不振、消化力差、消渴多饮、短气咳喘、自汗心悸、四肢乏力等。

【制法】将鲜淮山药去皮，洗净，切碎，放入砂锅，加清水适量，煮熟后去渣留汁，加蜂蜜调味，既可饮用。

【服法】每日当茶温服。

【注意】体内湿热或有实邪者不宜多服。

【按语】《本草纲目》称淮山药能"益肾气，健脾胃，止泻，化痰涎，润皮毛"。它含有淀粉、淀粉酶、糖类、蛋白质、氨基酸、胆碱、三贴皂苷、尿囊素、多巴胺、山药碱、黏液质，纤维素，及多种维生素、多种矿物质等，具有扩张血管，改善血液循环；保持血管弹性，防止动脉硬化，保护心血管系统；改善消化功能，增进食欲，增强体质；还有降糖、减肥、美容护肤等作用。淮山药性味甘平，作用和缓，需多服常服才能见效。

5. 山药大枣红糖饮

【组成】山药 100 克，大枣 15 枚，红糖适量。

【功用】补益气血，保健美容。中老年人脾胃虚弱、饮食减少、消化不良、气血不足、面色苍白无华、肌肤干燥湿润、自汗盗汗、失眠多梦、面浮脚肿等。

【制法】将大枣洗净去核，鲜山药去皮洗净切片，加水一同煮至熟烂，加入红糖，既可食用。

【用法】每日 1 次温服。

【注意】腹胀苔黄者不宜食用。烂红枣不能食，易引起食物中毒。

【按语】《神农本草经》称山药具有"补中，益气力，长肌肉，久服耳目聪明，轻身不饥延年"之功效。山药所含淀粉酶消化素，能分解蛋白质和糖，所含黏液蛋白，能减少皮下脂肪沉积，对肥胖者有减肥轻身作用，而对于消瘦之人来说，则因山药所含丰富的营养，又可使之"肥健"；大枣健脾益气，补血悦颜；红糖和血活血，三者合用保健美容效果更为显著。

6. 鲜山药饮

【组成】鲜山药 10 克，米汤 20 克。

【功用】滋养脾阴，益气和中。适用于小儿厌食症。

【制法】把鲜山药烘干研细末放入杯中，冲入滚沸的鲜米汤，搅匀即成。

【用法】1 次服完，每天 1~2 次，宜常饮。

第八节　山药酒类

1. 山药黄芪酒

【组成】黄芪 60 克，生山药 60 克，玄参 50 克，生地黄 50 克，川石斛、天花粉各 30 克，麦冬 24 克，葛根、苍术各 20 克，盐黄柏 15 克，盐知母 15 克，低度白酒 1500ml。

【功用】滋阴清热，生津润燥。燥热伤阴型糖尿病。

【制法】将前 11 味药捣碎，一同放入容器内，加入白酒，密封浸泡 5~7 日后，过滤去渣即可。用时按 1：1 比例掺入蜂蜜糖水混匀。

【用法】每日 2~3 次。每次口服 30~60ml。

2. 三圣酒

【组成】人参 15 克，怀山药 20 克，白术 20 克，白酒 500ml。

【功用】健脾和胃，生津止渴。中老年人脾胃功能减弱、纳谷不香、不思饮食、面黄肌瘦、精神疲惫、体虚乏力、心慌气短、大便溏薄等。

【制法】将人参切薄片，白术土炒成焦色，怀山药烘干，再将白术与怀山药捣碎，同人参片一道浸入白酒之中，密封贮存，10 天后取液备用。

【服法】每日早晚各 1 次，空腹温饮 10～20ml。

【注意】阴虚火旺，口苦咽干者忌服。

【按语】"脾为后天之本，气血生化之源"。脾病则百病丛生，脾健则气血充盈，脏腑安和，身体健康。酒中人参补脾益气，怀山药健脾生津，白术健脾和胃，诸药健脾生化气血，滋养脏腑，机体则能恢复和维持正常功能。此酒非常适合脾胃虚弱的中老年人。

3. 长生固本酒

【组成】人参 30 克，枸杞子 30 克，怀山药 30 克，五味子 30 克，天门冬 30 克，麦门冬 30 克，生地 30 克，熟地 30 克，白酒 5000ml。

【功用】补肾健脾，益气养阴。中老年人颜面憔悴、形体消瘦、倦怠乏力、头晕耳鸣、失眠健忘、食欲不振、皮肤干燥等。

【制法】将人参、淮山药、天冬、生地、熟地切片，枸杞子、五味子、麦冬捣碎，同浸入白酒中，密封贮存，每隔 3 日振摇 1 次，半月后过滤饮用。余渣可再用白酒浸泡 1 次，方法同前。

【用法】每日早晚各 1 次，每次饮用 10～20ml。

【注意】外感发热期间不宜饮用。

【按语】"肾为先天之本"，是人体生长发育之源；"脾为后天之本"，为输布营养，气血生化之源。该酒补肾健脾，固护人的生命根基，本固就能长寿，故名为长生固本酒。酒中人参、淮山药健脾益气，培补后天之本；枸杞子、五味子、地黄补肾益精，滋养先天之本，地黄生熟并用，生地味甘性寒，能滋肾水而清热，熟地味甘性温，善添精髓而养血滋阴，合用互补其长而无留邪之弊；天门冬、麦门冬既养肺肾之阴，又能清心除烦。全方组合滋先天、养后天、清心火、固根本，其功颇宏。白酒能益气助阳，与诸药配合，滋阴中兼顾养阳。中老年人常服久服，缓缓建功，持之以恒，固本长生。

4. 延寿获嗣酒

【组成】生地 60 克，覆盆子 30 克，山药 30 克，芡实 30 克，茯苓 30 克，柏子仁（去油）15 克，沙苑蒺藜 15 克，山萸肉 20 克，肉苁蓉 30 克，麦冬 30 克，牛膝 30 克，鹿茸片 30 克，核桃肉 50 克，龙眼肉 50 克，益智仁 10 克，白酒 5000ml。

【功用】滋补脾肾，生精养血，益寿延年。中老年人体虚、男子精冷、精少、不育，或女子宫寒不孕者。

【制法】鹿茸研末；生地切片与益智仁拌后蒸半小时；山药、芡实炒黄，合其他药物，一同浸泡与白酒中，密封贮存，静置暗处，15 日后取用。

【用法】每晚睡前饮 20ml，或适量，以不醉为度。

【注意】外感发热期间停服，高血压者慎服。

【按语】延寿获嗣酒具有增强机体抵抗力，延长寿命，促进生育能力，延续后代的功用。现代医学研究证明，鹿茸进补元阳，有强壮作用，能改善机体工作能力，降低肌肉疲劳，改善睡眠和饮食，增强性功能，配合补益脾肾的地黄、覆盆子、淮山、芡实、沙苑蒺藜、山萸肉、肉苁蓉、牛膝及宁心安神的茯神、柏子仁、麦冬、益智仁，故能"添精益髓、乌须明目、聪明延年"，不育不孕之人，坚持服用既可延年益寿，有可望获子。

5. 补心酒

【原料】麦冬 30 克，柏子仁 15 克，白茯苓 15 克，当归 15 克，龙眼肉 15 克，生地 20 克，白酒 2500ml。

【功用】补血养心，滋阴宁神。中老年人阴血不足、心神失养而致的心烦不寐、心悸心慌、失眠多梦、精神疲惫、记忆力减退、工作效率下降等。

【制法】将麦冬、柏子仁、白茯苓捣烂，当归、生地、龙眼肉切碎，浸入白酒之中，密封贮存，隔日振摇 1 次，半月后过滤取液饮用。余渣再用白酒 2500ml 浸泡，时间稍延长再取用。

【用法】每日 1~2 次，每次饮用 10~20ml。

【注意】脾虚食少及外感发热者不宜饮用。

【按语】酒中当归、龙眼、生地补血养心；生地、麦冬除烦清心；龙眼、茯苓、柏子仁安神养心；白酒通血脉以畅心神。诸药组合，有滋阴补血，养血宁神之效。长期从事脑力劳动的中老年人，常饮此酒，能强体增智，健脑益神，最为适宜。

6. 方八

【组成】云茯苓、桂枝各 40 克，白术、防风各 35 克，川芎、山药、陆英根、炮姜、独活、制附子、杜仲、炙甘草、牛膝、踯躅花各 30 克，茵芋 20 克，白酒 2500ml。

【功用】补脾肾，祛风湿，通经络。四肢抽搐、体虚乏力、口眼歪斜、言语不清。

【制法】将上药捣碎，与白酒一同放入容器内，密封，浸泡 7 日后，开封，过滤去渣，备用。

【用法】每日 1 次，临睡前空腹随量饮服。

7. 八味益气酒

【组成】五味子、枸杞子、山药、天冬、麦冬、人参、生地黄、熟地黄各 60 克，白酒 1500ml。

【功用】益气，滋阴。气阴两虚所致四肢无力、腰酸腿软、易于疲劳、心烦口干、头晕目眩、心悸多梦、须发早白等。

【用法】将前 8 味药捣碎，装入布袋内，放在容器中，再加入白酒中，密封，放入锅中，隔水加热约半个小时后，取出，埋入土中数日以出火毒为度，取出，静置后，即可取用。每日分早晚 2 次服用，每次口服 10ml。

【备注】凡体质偏气阴不足者，如无明显症状亦可服用此酒，有保健养生的作用。

8. 方十四

【组成】党参、黄芪各 30 克，扁豆、茯苓、甘草、山药各 20 克，大枣 15 枚，白酒 1500ml。

【功用】益气，健脾，补血。气虚乏力、面黄肌瘦、不思饮食等。

【制法】将上药研成粗末，装入布袋内，与白酒一同放入容器内，密封，静置与阴凉、干燥处，浸泡十四日，开封，过滤去渣，备用。

【用法】每日 2 次，每次温服 10～20ml。

9. 鹿茸山药酒

【组成】鹿茸 18 克，山药 72 克，白酒 1L。

【功用】补肾壮阳，益气养阴。适用于性欲减退、阳痿遗精、早泄遗尿、久泻、再生障碍性贫血及其他贫血症。

【制法】将鹿茸研成细末，山药捣成粗末，均置于酒坛中，加入白酒，密封，浸泡 7 ~ 10 天，启封，过滤去渣澄清装瓶备用。

【用法】每日 3 次，每次服用 15 ~ 20ml。

10. 保真酒

【组成】葫芦巴 70 克，补骨脂 50 克，杜仲、巴戟天、山药、远志、熟地、肉苁蓉各 40 克，益智仁 30 克，五叶子 20 克，鹿角胶、川楝子各 15 克，茯苓、山茱萸各 24 克，沉香 10 克，白酒 4L。

【功用】方中鹿角胶、肉苁蓉补肾阳，益精血；益智仁、补骨脂、山茱萸、五味子补肾阳，固精缩尿；杜仲、巴戟天补肝肾，强筋骨；葫芦巴温肾守寒止痛；川楝子、沉香行气止痛，温中，纳气平喘；熟地补血，益精填髓；茯苓利水渗湿，健脾安神；山药益气健脾，固精止带；远志宁心安神。综合全方以温补少阴为主，兼顾厥阴、太阴，对元阳虚乏、阳痿不举、精寒无子者饮之甚佳。

【制法】将诸药加工成粗末，用酒浸泡 30 天后滤去药渣，澄清装瓶备用。

【用法】每晚临睡前饮 10 ~ 15ml。

11. 鹿茸山药酒

【组成】鹿茸 5 克，山药 15 克，白酒 600 克。

【功用】补肾阳，益精血，强筋骨，安心神。适用于肾阳不足型失眠症，对伴有勃起功能障碍、腰腿疼痛者尤为适宜。

【制法】将鹿茸、山药分别洗净后沥干，置容器中，加入白酒，密封，浸泡 7 天制成。

【用法】早、晚各 15 克（1 小盅）

12. 玉廷酒

【组成】山药 500 克，米酒或高粱酒 300 克。

【功用】补肾益精，强体止遗。适用于肾虚滑脱、精关不固型之遗精。

【制法】山药洗净切片，入瓶内浸酒中，常动摇，密存 2 个月，备用。

【用法】每天饭前和睡前饮 1 小杯。

13. 益智仙茅酒

【组成】仙茅、益智仁、山药各 50 克，白酒 1000 克。

【功用】补肾强筋，壮骨益智。适用于肾气亏虚而致遗精、腰腿疼痛、小便频数、精冷等症。

【制法】仙茅、益智仁、山药用酒浸泡 20 日即可。

【用法】每次饮用 20 克。

14. 鹿茸苓术山药酒

【组成】鹿茸 20 克，白术 500 克，山药 500 克，茯苓 250 克，枸杞 250 克，曲、米适量。

【功用】健脾补肾。适用于脾肾俱虚之不射精。

【制法】将诸药捣碎，以长流水 10 千克渍 30 日取汁露一夜，浸曲、米酿酒，即成。

【用法】每次空腹饮 1~2 杯，每天 3 次。

15. 山药苁蓉酒

【组成】山药 25 克，肉苁蓉 50 克，巴戟天 50 克，葫芦巴 30 克，韭菜子 30 克，蛇床子 30 克，菟丝子 30 克，山萸肉 30 克，枣仁 30 克，醇酒 2000 克。

【功用】温肾壮阳。适用于命门火衰之不射精。

【制法】上诸药共捣碎，置于净器中，酒浸，封口。春夏五天，秋冬七天，去渣备用。

【用法】每次空腹温饮 1~2 小盅，每天早、晚各一次。

16. 仙茅山药米酒

【组成】仙茅 50 克，熟地 50 克，山药 50 克，米酒（或白酒）1000 克。

【功用】温肾健脾。适用于脾肾阳虚型育龄期功能性子宫出血症。

【制法】上诸味洗净捣碎或切片，置酒内浸泡 20 日后饮用。

【用法】每服 30~60 克，每天 2 次。阴虚火旺湿热证不宜用。

17. 鹿茸酒

【组成】鹿茸3克，山药30克，白酒500克。

【功用】补阳益肾，行血散寒。适应于经期延后、量少色淡、闭经、腰酸膝软、性欲淡漠之久婚不育。

【制法】把鹿茸、山药切片，装入纱布袋内，扎紧口，放入酒缸内，再倒入白酒，加盖，浸泡7天即成。

【用法】每天2次，每次10~20克。

第九节　山药面类

1. 山药面

【组成】山药粉500克，面粉150克，豆粉50克，鸡蛋3个，熟猪油、精盐、味精、姜末、葱花、胡椒粉各适量。

【功用】健脾固肾。中老年人脾虚泄泻、慢性肠炎、遗精、带下、倦怠无力、小便频数等。

【制法】将山药粉、面粉、豆粉放入盆中和匀，加鸡蛋、精盐和适量清水，揉成面团，擀成薄片，如常规切成面条。锅内加清水，放入猪油、姜末，烧沸，下面条煮熟，放入精盐、葱花、味精、胡椒粉调好味，盛入碗中即成。

【用法】作早餐或点心用。

【注意】口干口苦，尿黄便秘者不宜食。

【按语】本膳有鸡蛋、豆粉营养丰富，面粉补脾，山药粉益肾，中老年人常食，能强健身体。

2. 淫羊藿山药面

【组成】淫羊藿15克，桂圆肉100克，鲜山药400克，细面条、米酒、酱油、植物油、精盐各适量。

【功用】健脾补肾，养血安神。适用于子宫颈癌虚寒贫血严重者。

【制法】将淫羊藿放入锅中，加清水3杯，浸泡20分钟，煎至1杯水，滤去药渣，留汁备用；将山药洗净切段放入锅中，加清水适量煮烂；另一锅放清水加桂圆肉煮沸，加入淫羊藿汁、酱油、米酒、植物油、精盐，盖锅再煮片刻，再加山药汤，搅和调匀，下面条煮熟即可。

【用法】每天 1 剂，1 次食完，连食 5~7 天。

3. 淫羊藿适应面

【组成】细面条 150 克，鲜山药 250 克，龙眼肉 20 克，淫羊藿 15 克，熟油、精盐、料酒、酱油等少许。

【功用】健脑益智，补肾强身。中老年人头昏乏力、精神不振、记忆力减退等。

【制法】将淫羊藿加水，文火煎取浓汁去渣备用；把熟油去皮洗净，切段待用；锅内加油烧热，下山药翻炒，烹酒放盐，然后放水煮开，再倒入龙眼肉，加调味品，煮至山药烂熟，下入面条，装盆即成。

【用法】正餐或点心食用。

【注意】外感疾病和常口苦咽痛，尿黄便秘者慎用。

【按语】淫羊藿能增强脑力，对健忘症良效；龙眼肉益脑增智养神；山药强精壮食，三者相合，相得益彰，健脑强身之效自不待言。

4. 山苓猪肉包

【组成】山药粉、茯苓各 25 克，面粉 500 克，猪肉（七成瘦，三成肥）250 克，鸡汤、植物油、精盐、黄酒各适量。

【功用】健脾益智，养心安神。适用于皮肤癌胃口差患者。

【制法】茯苓用米泔水浸泡一夜，洗净放入蒸锅中蒸熟，取出放入砂锅中，加清水适量煎取浓汁，用纱布过滤取汁；将猪肉洗净剁成肉末，加入植物油、精盐、黄酒及茯苓汁少许，搅拌成稀糊状，作馅备用；将山药粉、面粉混合拌匀，加入鸡汤及剩下的茯苓汁充分揉匀发好，用肉馅做成小包，放入蒸笼用大火蒸 10 分钟即可。

【用法】可常食。

5. 山药附片包子

【组成】白茯苓 100 克，熟附片 15 克，山药 100 克，面粉 1000 克，白糖 300 克，猪油适量。

【功用】益脾肾，涩精气。适用于遗精等。

【制法】上方前 3 味药分别研为细末，装入大碗内，加水适量，浸泡成糊状，上笼用旺火蒸 60 分钟后取出，再加面粉 200 克、白糖、猪油，调成馅，待用；将余下的面粉加水适量，揉成面团，再加发面揉匀，静置约 120 分钟左右，至面团发起后，放食碱揉匀，然后分成若干小面团，压成圆面皮，放上馅心做成包子，上笼用旺火蒸约 30 分钟，离火即成。

【用法】当点心食用。

6. 山药茯苓肉包子

【原料】山药、茯苓 25 克，面粉 500 克，猪肉 250 克，水发香菇 50 克，鸡汤、葱花、姜末、料酒、精盐、味精、白糖、酱油、胡椒粉等适量。

【功用】健脾益智，养心安神，强身保健。中老年人心脾亏虚、头昏心悸、失眠健忘、腹胀泄泻、倦怠乏力等。

【制法】将猪肉洗净剁成肉泥，香菇去蒂切碎剁细，同装如盆内，加葱花、姜末、料酒、精盐、味精、白糖、酱油、胡椒粉和鸡汤搅拌均匀作馅待用；山药、茯苓 3 次加水煎熬，3 次取汁，合并浓缩备用；面粉中加发面，倒入山药茯苓汁揉成面团发酵，将发酵的面团加碱适量，擀成面皮，加馅捏成包子，沸水上笼，武火蒸 15 分钟即成。

【用法】供早餐、点心或佐餐用。

【注意】伤风感寒和大病初愈者慎用。

【按语】山药、茯苓、补益心脾，猪肉、香菇营养丰富，制成清香可口的美味佳肴，中老年体衰者长期服用，能收到保健养生，祛病延年的良好效果。

7. 山药茯苓糖包子

【组成】山药粉、茯苓粉各 100 克，面粉 1000 克，白糖 300 克，食用碱、熟猪油、果料适量。

【功用】健脾益气，补肾固精。中老年人脾胃不健、食少、遗尿、尿频等。

【制法】将山药粉、茯苓粉放入大碗中，加水调成糊，上笼武火蒸熟，加猪油、白糖、果料和少许面粉调成馅备用。面粉提前发酵，加入适量食用碱，揉匀调好酸碱度，包馅做好一个个包子，上笼蒸熟即可。

【用法】早餐空腹食用。

【注意】糖尿病人忌食。

【按语】山药茯苓糖包香甜适口，营养丰富，常年食用，能使人精力充沛，食欲旺盛，体质增强，防病延年。

8. 山药野鸡肉馄饨

【组成】野鸡肉、花椒粉、盐、葱、姜、面粉等各适量，山药50克。

【功用】补益脾胃。脾胃气虚而至的泄泻。

【制法】将鸡肉剁成肉泥后，放入花椒粉、葱姜末及盐，搅拌均匀，和成馅儿；将面粉加水和面擀成馄饨皮，包馅备用；往锅内水中加入山药，煮沸5~10分钟，下馄饨煮熟，备用。

【用法】可常食。

9. 淫羊藿荔枝汤面

【组成】荔枝肉100克，淫羊藿15克，面条500克，山药400克，黄酒、酱油各10克，精盐适量。

【功用】温补肾阳，宁心安神。适用于肾阳不足型失眠症。

【制法】将淫羊藿加水煎汁，滤渣取汁；山药煮熟后去皮、切段；荔枝肉放水煮沸，加入药汁、黄酒、精盐、酱油，煮沸，拌入山药段并压泥至山药完全融开；另起锅将面条下好，捞出面条倒入荔枝山药汤中即成。

【用法】当主食，随意食用。

10. 炒山药面

【组成】白果粉100克，山药粉、小米面各150克，面粉600克，菊糖2克。

【功用】降糖降脂，止渴止汗。适用于各型糖尿病及胃酸减少者。

【制法】将前三种粉面放进和面盆掺和均匀，再将面粉放进（四种面粉）搅拌掺和均匀，取蒸锅加水1000克置于旺火上，取笼屉放在蒸锅上，铺上干屉布，放上拌好的粉面（摊匀），并盖笼屉帽蒸熟，取出粉面摊在面案上晾凉待干，用双手搓散待用；取砂锅置慢火上加热，将晾干的粉面放进锅内，用木铲翻炒均匀，待炒出面香味时停火，再倒在面案上晾凉，将炒好的炒面分成 3 份，取 1 份炒面放进和面盆，加进菊糖，拌匀后加进另 1 份炒面，拌匀后再加进另 1 份炒面，拌匀后放进干净容器内备用；取汤碗，放进炒面 50 克，用沸水冲开搅成糊状便可食用。

【用法】作为副食，分多餐食用。炒面时火宜小，避免将面炒焦。

11. 山药核桃仁酥

【组成】山药 500 克，核桃仁 15 克，瓜条、山楂糕、大枣各 50 克，葡萄干、桂花卤各 10 克，白糖 150 克，面粉 150 克，淀粉 25 克，香精、食用色素各 0.1 克。

【功用】健脾生津，强筋健体。适用于肾虚之勃起功能障碍、遗精等。

【制法】将上药洗净、蒸烂；面粉蒸熟；山药压泥，拌入熟面粉、山楂糕、水揉面；将核桃仁等配料剁碎，加白糖 150 克、桂花卤拌匀；将各式配料与山药泥做成桃型，桃尖点上色素，用淀粉勾芡浇于桃子上即成。

【用法】当点心食用。

12. 炸山药面饼

【组成】山药 500 克，面粉 150 克，枣泥馅 250 克，白糖 100 克，金糕 20 克，青梅脯、葡萄干各 20 克，植物油适量。

【功用】健脾止泻，益肾固精。适用于腰腿疼痛等。

【制法】将山药洗净，入锅蒸烂，剥皮，放盆内碾成泥，加入面粉和成面团，揉匀，切成 20 克 1 个的坯子，按扁，包入枣泥馅；收严口，包成圆形再按扁成山药面饼；将金糕、青梅脯切小丁；锅内放油，上火烧至五成热，放入山药面饼，炸成金黄色捞出，摆放在盘中，上面撒上白糖、青梅、葡萄干、金糕即成。

【用法】佐餐食用。

第十节　其　　他

1. 花鲜山药汤圆

【组成】糯米 600 克，鲜山药 100 克，熟鸡油、芝麻、炒花生仁、炒核桃仁各 50 克，白糖适量。

【功用】滋阴补肾。适用于肾虚精亏所致腰痛无力等。

【制法】将鲜山药洗净，入笼蒸熟，剥去外皮；芝麻炒酥，磨成粉状；炒花生仁、炒核桃仁碾压成末；熟鸡油、花生仁、核桃仁、芝麻面、白糖和山药泥揉匀成馅料；糯米淘洗干净，与水混合成米浆，放入布袋沥干水分，作为汤圆外皮料，包入馅料做成汤圆，入开水中煮熟。

【用法】随量食用。

2. 山药汤圆

【组成】鲜山药 150 克，糯米粉（水磨）250 克，糖 150 克，胡椒粉适量。

【功用】滋肾补阴。适用于肾虚阴亏而致早泄等证。

【制法】将鲜山药蒸熟，剥皮，盛于大碗中加白糖、胡椒粉，拌成泥状。将糯米粉揉成软团，山药馅泥包成汤圆，煮熟即可。

【用法】佐餐食用。

3. 山药卷

【组成】山药 250 克，糯米粉 150 克，麻油 25 克，猪肉 150 克，冬笋 50 克，虾肉 50 克，香菇 15 克，精盐 3 克，白糖 5 克，酱油 5 克，黄酒 10 克，植物油 150 克，鸡蛋清 1 个，葱花、生姜各适量。

【功用】健脾暖胃，补肺止汗。适用于肾虚遗精、耳聋等。

【制法】将猪肉、冬笋、香菇、虾肉切成丝，葱、生姜也切成丝，下油锅煸一下，放入调料，炒好后取出晾凉备用；山药洗净去皮，上笼蒸烂，过箩成泥，用麻油和糯米粉和匀，分成 2 块，擀成长片，将炒好的馅放在一头卷一下，两头折起来，再继续卷成卷；开口处用鸡蛋清粘好，用油炸至金黄色捞出，切成斜刀段，露馅一头朝外，摆在盘里即成。

【用法】佐餐食用。

4. 胰芪散

【组成】猪胰1具，黄芪60克，山药90克。

【功用】益气健脾。脾肺气虚型糖尿病。

【用法】将猪胰、黄芪、山药分别焙干，按1：3：2的比例，配成散剂。

【用法】以水冲服，每次5~10克，每日3次。

【来源】《家用药膳手册》

5. 首乌芝麻山药粉

【组成】制首乌250克，黑芝麻250克，山药250克。

【制法】将黑芝麻拣去杂质，洗净，晒干后，微火炒熟出香，趁热研为细粉状，备用；将山药洗净，切片，晒干或烘干；制首乌依同法晒干或烘干，共研为细粉，并与黑芝麻粉充分拌和均匀。

【功用】健脾补肾，养血益精。适用于肝肾阴虚之贫血。

【用法】每天2次，每次25克，入锅，用温开水调成稀糊状，置于小火上，炖熟即成。

6. 熟地山药膏

【组成】熟地200克，山药200克，莲藕汁200克，甘蔗汁200克。

【功用】清热养阴，健脾益气。适用于膀胱癌放疗、化疗后阴虚内热者。

【制法】将熟地、山药洗净，放入锅中，加清水适量煎煮，每20分钟取煎液1次，共取3次，合煎液，加入莲藕汁、甘蔗汁，用小火煎成稠膏状，待冷装瓶即可。

【用法】每天2次，每次15克，连食5~7天。

7. 四味山药膏

【组成】山药250克，枸杞子120克，鹿胶60克，胡桃肉240克，冰糖

70 克。

【功用】补肾调经。适用于女子青春期由于肾虚所致的月经无定期、经量少、色淡暗、质清，或腰背酸痛、头晕耳鸣等。

【制法】将鹿胶炒脆研末，其他 4 味用文火蒸至极烂，加入鹿胶粉共捣为膏。

【用法】每日 3 次，每次 30 克，连服 2 ~ 3 剂。

8. 牛骨髓山药膏

【组成】牛骨髓 250 克，鲜山药 250 克，冬虫夏草 30 克，胎盘粉 30 克，蜂蜜 250 克。

【功用】滋阴养血，补益肝肾。适用于再生障碍性贫血之肝肾阴虚者。

【制法】将牛骨髓、鲜山药、冬虫夏草捣烂，调入胎盘粉、蜂蜜，调匀后入瓷罐内，放锅中隔水炖 30 分钟。

【用法】每次服 2 汤匙，每天 2 次，连服数剂。

9. 八仙米饭

【组成】粳米 150 克，党参、山药、芡实、茯苓、莲肉、苡仁、扁豆、红枣各 10 克，白糖少许。

【功用】补脾肾，抗衰老。适用于中老年人脾胃虚弱、体亏乏力、头昏眼花、面色苍白、食欲不振、食少短气、面浮虚肿、便溏泄泻等。

【制法】将山药、茯苓研碎，党参切细丁，红枣去核，与芡实、莲肉、苡仁、扁豆一同放入砂锅加水煮熟备用。粳米淘洗干净放入盆内，把已煮熟的配料及汤汁一起倒入，加白糖和适量清水，上笼旺火煮至熟透即成。

【用法】中、晚正餐食用。

【注意】身体壮实、常尿黄、便结、口苦苔黄者不宜。

【按语】本方中"八仙"均为健脾补肾之品，通过健补后天之本，增补先天之本，以达到抗老延衰目的。

第三章 山药的药用

第一节 山药在内科的应用

一、消渴（糖尿病）

消渴：以多饮、多食、多尿、身体消瘦或尿有甜味为特征的疾病。根据多饮、多食、多尿的程度分上、中、下消。

临床表现：上消，症见烦渴多饮，口干舌燥，尿频量多。舌质红少津，苔薄黄，脉洪数。

中消：症见多食易饥，形体消瘦，大便干结。舌苔黄干，脉滑数。

下消：症见尿频量多，混浊如脂膏，尿甜，口干，头晕，腰腿酸痛。舌质红少津，脉细数。

1. 山药黄芪汤

【组方】山药、黄芪各 30 克。

【功能主治】健脾益气，滋阴补肾。适用于糖尿病口渴多饮、小便量多等症。

【用法用量】将二药择净，同放入药罐中，加清水适量，浸泡 5～10 分钟后，煎取汁饮服。每日 1 剂。

2. 治消止渴汤

【组方】生地 30 克，山药 30 克，天花粉 20 克，石斛 20 克，知母 20 克，沙参 15 克，麦冬 15 克，泽泻 12 克，五味子 6 克。

【功能主治】滋阴清热，生津止渴。适用于脾阴不足之糖尿病。

【用法用量】将诸药择净，水煎服。每日 1 剂。

【来源】《千家妙方》

3. 降糖消渴汤

【组方】黄芪20克，生地黄、山药各30克，玄参、麦冬、天花粉各15克，五味子9克。

【功能主治】生津止渴，甘平养胃，涩敛固阴。用于多饮、多尿、多食、消瘦、体倦无力、尿糖及血糖升高之消渴症。

【用法用量】将诸药择净，水煎取汁，共煎2次，将2液合并，分2次饮服。每日1剂，连服1~2个月。

4. 加味玉液汤

【组方】怀山药30克，生黄芪15克，知母15克，生内金6克，葛根5克，天花粉10克，山茱萸15克。

【功能主治】升元气，滋肾健脾胃。适用于胃阳亢、脾阴亏、肾气虚衰之糖尿病。

【用法用量】将诸药择净，水煎服。每日1剂。

【来源】福建蔡晋谋经验方

5. 玉液汤

【组方】黄芪30克，葛根20克，山药15克，知母15克，花粉15克，五味子10克。

【功能主治】益气固肾。适用于消渴病。

【用法用量】将诸药择净，水煎服。每日1剂。

【来源】《医学衷中参西录》

6. 六味地黄汤

【组方】山药15克，生地15克，泽泻10克，云苓10克，山茱萸15克，丹皮10克。

【功能主治】滋养肝肾，益精补血，润燥止渴。适用于肝肾阴虚之消渴病。

【用法用量】将诸药择净，水煎服。每日1剂。

【来源】《金匮要略》

7. 金匮肾气汤

【组方】生地 15 克，泽泻 10 克，云苓 10 克，山药 15 克，山茱萸 15 克，丹皮 10 克，桂枝 10 克，附子 6 克。

【功能主治】温阳滋阴补肾。适用于阴阳两虚或以阳虚为主的消渴。

【用法用量】将诸药择净，水煎服。每日 1 剂。

8. 山药黄连饮

【组方】山药 15 克，黄连 15 克。

【功能主治】补益气阴，清热解毒。适用于肺胃燥热、肺肾阴虚之糖尿病患者。

【用法用量】上两味加水同煎，去渣取汁。每天 1 剂，分 2 次服。

9. 山药天花粉茶

【组方】山药（生用品）100 克，天花粉 100 克。

【功能主治】补气健脾，清热生津，降血糖。适用于糖尿病、胃肠功能紊乱。

【用法用量】将山药、天花粉分别洗净，晒干或烘干，研成极细末，混合均匀，瓶装，密封，贮存备用。每天取 30 克，放入砂锅中，加足量清水，中火煎煮 20 分钟，取汁饮用。每天早晚分饮。

10. 施今墨降糖方

【组方】生黄芪、怀山药各 120 克，党参、枸杞子、玉竹各 90 克，人参 60 克，麦冬、杜仲、茯苓、二仙胶、熟地黄、山萸各 60 克，丹皮、冬青、五味子各 30 克，葛根、苍术各 30 克，黑大豆 1000 克。

【功能主治】益气补肾，养阴止渴。适用于成年人糖尿病、血糖、尿糖控制不理想者。

【用法用量】将诸药择净，研为细末。另将黑大豆煎成浓汁去渣共为小丸。每次 6 克，每日 3 次。

【来源】《施今墨医案验方合编注笺》

11. 消滋饮

【组方】大生地 50 克，山萸肉 15 克，怀山药 15 克，肥玉竹 15 克，女贞子 15 克，枸杞 15 克，寸麦冬 15 克，天花粉 15 克，制首乌 15 克，地骨皮 30 克，乌梅肉 10 克，缩砂仁 5 克（研末分冲），生甘草 15 克。

【功能主治】养阴生津止渴。适用于阴虚阳亢、津涸热淫之糖尿病。

【用法用量】将诸药择净，水煎服。每日 1 剂。

【来源】山西靳文清经验方

12. 降糖饮

【组方】山药 30 克，生地 30 克，五味子 12 克，知母 12 克，麦冬 12 克，元参 15 克，黄芪 15 克，苍术 6 克，石膏 60 克，人参 9 克（或党参 30 克），枸杞了 9 克，何首乌 9 兑。

【功能主治】养阴生津，润燥清热。阴虚阳亢型糖尿病。

【用法用量】将诸药择净，水煎服。每日 1 剂。

【来源】山东高志君经验方

13. 抑糖汤

【组方】生山药 30 克，石斛 15 克，萆薢 15 克，芡实 15 克，天花粉 20 克，生、熟地各 20 克，天、麦冬各 20 克，生石膏 30 克，覆盆子 15 克，菟丝子 15 克，桑螵蛸 15 克，益智仁 10 克，五倍子 6 克。

【功能主治】滋阴清热。阴虚燥热之糖尿病。

【用法用量】将诸药择净，水煎服。每日 1 剂。

【来源】《吉林中医药》

14. 益气养阴活血汤

【组方】生黄芪、生地、丹参、益母草、元参各 30 克，苍术、葛根、赤芍各 15 克，山药、川芎、当归、木香各 10 克。

【功能主治】益气养阴活血。非胰岛素依赖性糖尿病，无明显下肢血管病变，而有疼痛者。

【用法用量】将诸药择净，水煎服。每日 1 剂，3～4 个月为 1 疗程。

【来源】《中西医结合杂志》

15. 清热养阴汤

【组方】生石膏 30 克，黄精 30 克，黄芪 30 克，人参叶 10 克，知母 10 克，生地 10 克，熟地 15 克，元参 10 克，枸杞子 10 克，山药 10 克。

【功能主治】清热养阴，兼补肺肾。适用于糖尿病。

【用法用量】将诸药择净，水煎取汁。每日 1 剂，分 2 次服。

【来源】全国著名中医专家陈树森教授验方

16. 祛瘀降糖方

【组方】山药 30 克，木香 10 克，当归 15 克，益母草 30 克，川芎 15 克，葛根 30 克，丹参 30 克，赤芍 12 克，黄芪 30 克，苍术 12 克。

【功能主治】活血化瘀，健脾益气。适用于糖尿病血瘀型。

【用法用量】将诸药择净，水煎取汁。每日 1 剂，分 2 次服。

【来源】四川名中医贾河先验方

17. 清热生津汤

【组方】槐花 40 克，天花粉 20 克，葛根 15 克，胡黄连、苦参各 20 克，黄柏 15 克，知母 25 克，白术、山药各 20 克。

【功能主治】清热生津。适用于糖尿病。

【用法用量】将诸药择净，水煎取汁。每日 1 剂，分 2 次服。

【来源】辽宁中医学院附属医院名老中医李玉奇验方

18. 周氏治消防

【组方】怀山药 30 克，松树皮 0.75 千克，炙甘草 10 克，金樱子 4.5 克，王米瓢子 0.75 克千克，覆盆子 15 克，五味子 4.5 克，牛蒡子骨 0.75 千克。

【功能主治】养阴益气，降血糖。适用于消渴病。

【用法用量】将以上诸药一起煎成汤剂。每日 1 剂，分 3 次服，或当茶喝。

【来源】《民间方》

19. 消渴方

【组方】茯苓 10 克，天花粉 12 克，苍术 9 克，玄参 9 克，三颗针 5 克，萆薢 10 克，党参 10 克，熟地黄 10 克，石斛 9 克，蛇床子 5 克，覆盆子 15 克，山药 12 克，生石膏 100 克。

【功能主治】滋阴清热利湿。适用于糖尿病。

【用法用量】将诸药择净，水煎取汁。每日 1 剂。

【来源】《中药秘单验方大全》

20. 麦门冬加味

【组方】麦冬、黄连、石膏、知母、天花粉、怀山药、海蛤壳、太子参、地黄各适量。

【功能主治】滋阴益胃。胃热伤阴之糖尿病。

【用法用量】水煎服，每日 1 剂。胃阴耗伤严重者，加石斛；消化不良者，去石膏加鸡内金。

【来源】《当代名医证治汇粹》

21. 清热养阴汤

【组方】生石膏 30 克，黄精 30 克，黄芪 30 克，人参叶 10 克，知母 10 克，生地 15 克，熟地 15 克，元参 10 克，枸杞子 10 克，山药 10 克。

【功能主治】清热养阴，兼补肺肾。适用于糖尿病。

【用法用量】将诸药择净，水煎 2 次取汁。每日 1 剂分服。

【随证加减】阴虚者重用黄精、玉竹、天花粉、天冬；口渴甚者重用石膏、知母、石斛；兼瘀血阻滞脉络者加用天仙子、紫草根、川芎、丹参、赤芍、桃仁、红花；疮痈化脓者加用双花、公英、连翘、黄芩、黄连、白花蛇舌草、野菊花；久病肾阳虚者加用仙灵脾。

【来源】《当代中国名医高效验方 1000 首》

22. 补脾养阴汤

【组方】生地 15 克，麦冬 12 克，花粉 15 克，葛根 15 克，五味子 6 克，甘草 6 克，党参 15 克，黄芪 15 克，怀山药 30 克，枸杞子 12 克，糯米 1 匙。

【功能主治】补脾养阴，益气固肾。适用于糖尿病。

【用法用量】将诸药择净，水煎服。每日1剂。

【随证加减】合并高血压加用海蛤壳30克，怀牛膝15克；血脂增高加首乌20克，桑寄生15克，山楂15克；肾功能出现蛋白尿者加重党参、黄芪用量；兼皮肤瘙痒加金银花15克，白蒺藜12克；兼月经不调加首乌20克，当归10克，白芍15克；兼视力障碍（如视朦、眼花）加玉竹12克，菊花10克，枸杞子加至15~18克；口渴明显加石膏15克，知母12克。

【来源】《百病良方》

23. 自拟消渴方

【组方】山药、龙骨、牡蛎、天花粉、知母、麦门冬、党参、玄参各适量。

【功能主治】生津益气，滋阴潜阳。适用于阴虚下消。

【用法用量】水煎取汁。每日1剂，分2次服。

【来源】名老中医郑侨验方

24. 消渴降糖片（中成药）

【组方】蔗鸡、甜菊叶、黄精、桑葚、红参、天花粉、怀山药等。

【功能主治】清热生津，益气养阴，降血糖。适用于非胰岛素依赖性轻、中型糖尿病。

【用法用量】口服，1次6片或遵医嘱，1日3次。连续用药1~2个月。

25. 糖尿乐胶囊（中成药）

【组方】生山药、黄芪、生地黄、山茱萸、五味子、知母、鸡内金、茯苓、花粉、红参等。

【功能主治】益气养阴，生津止渴。气阴两虚之消渴病，症见口干喜饮、饮不解渴、善饮消食、消瘦肢乏、腰酸耳鸣、尿频量少或尿甜、舌质红、脉细数无力。

【用法用量】口服，每次3~4粒。每日服3次，温开水送服。

【注意事项】忌辛辣、温燥和肥甘厚味之品。宜清淡饮食，勿食过饱。

【来源】《吉林省药品标准》

26. 六味地黄丸（中成药）

【组方】熟地、山茱萸、山药、泽泻、云苓、丹皮。

【功能主治】滋补肝肾。成年轻、中型糖尿病，症见腰膝酸软、头晕目眩、耳鸣耳聋、骨蒸潮热者。

【用法用量】口服，每次1丸，每日2~3次，连服3~6个月。

【注意事项】消化不良、脾虚便溏者不宜服用。

【来源】《实用中医内科学》

27. 归芍地黄丸（中成药）

【组方】当归、白芍、熟地、山茱萸、丹皮、山药、云苓、泽泻。

【功能主治】肝肾两亏、阴虚血少之糖尿病。

【用法用量】口服，每次1丸，每日3次，1个月为1疗程。

【注意事项】肾阳虚、脾虚湿困者禁用。

【来源】《常见难治病中西医结合治疗》

28. 知柏地黄丸（中成药）

【组方】知母、黄柏、泽泻、茯苓、丹皮、山药、山茱萸、熟地。

【功能主治】滋阴降火。适用于阴虚火旺之糖尿病。

【用法用量】每次1丸，每日2~3次，口服。1个月为1疗程。

【来源】《常见中成药新用途手册》

29. 滋肾蓉精丸（中成药）

【组方】黄精、肉苁蓉、制首乌、金樱子、怀山药、赤芍、山楂、五味子、佛手。

【功能主治】补肾降血糖。适用于肾虚型糖尿病。

【用法用量】口服，每次6克，每日3次，1月为1疗程。

【来源】湖南中医杂志

二、慢性支气管炎

慢性支气管炎：是指气管、支气管黏膜及其周围组织的慢性非特异性炎症。

临床表现： 咳嗽、咳痰或伴有喘息及反复发作的慢性过程为特征。病情若缓慢进展，常并发阻塞性肺气肿，甚至肺动脉高压、肺原性心脏病。它是一种常见病，尤以老年人多见。

1. 山药萸肉茯苓丸

【组方】 山药、山萸肉、麦冬、丹皮各45克，熟地黄75克，茯苓60克，泽泻30克，五味子25克，肉桂15克。

【功能主治】 补肾培元，益阴助阳。适用于老年性慢性支气管炎合并阻塞性肺气肿证属肾阴阳俱虚者。

【用法用量】 将上药共研为末，练蜜为丸，每丸重9克。每次1丸，每天2次，温开水送服。

2. 山药党参益气汤

【组方】 山药、党参、甘草各15克，茯苓12克，丹参、陈皮、麦冬各10克。

【功能主治】 补脾理肺。适用于慢性支气管炎。

【用法用量】 将上药水煎二次，共取药汁300~500ml。每天1剂，分2~3次服，连服7~10剂为一个疗程。

三、咳嗽

咳嗽： 因外感六淫，脏腑内伤，影响于肺所致有声有痰之证。

临床表现： 主要表现为咳嗽、咳痰。有风寒引起的咳嗽会伴有鼻塞、流清涕、头痛、发热等症状。

1. 方一

【组成】 山药、五味子、山茱萸各12克，熟地24克，补骨脂、茯苓、泽泻各9克，丹皮6克，肉桂3克，炮附片6克。

【功能主治】 具有温补肾阳的功能。适用于肾阳虚引起的咳嗽。症见咳嗽，痰清稀呈泡沫状，咳甚则遗溺，气短，劳累则加重，面白微肿，或肢体浮肿，舌质淡苔白，脉沉细。

【用法用量】水煎取汁。1 日 1 剂，分三次服。

2. 润肺止咳汤

【组方】桑叶 60 克，山药、生地黄、百部、熟地黄、阿胶、麦冬、天冬、沙参、川贝母各 30 克，茯苓、三七、獭肝各 15 克，白菊花 60 克。

【功能主治】镇咳止血，滋阴润肺。适用于劳瘵久咳，肺肾阴虚、痰中带血，胸闷食减，大便难，小便短少等。

【用法用量】先将桑叶和白菊花熬成膏，再将阿胶化入膏内，余下各药研成细粉，炼蜜为丸，每丸重 15 克。每日 3 次，每次 1 丸。亦可用饮片作汤剂，用水煎服。

四、哮喘

哮喘：哮喘是一种呼吸道慢性炎症性疾病。此种炎症可引起反复发作的喘息、气促、胸闷和（或）咳嗽等症状，多在夜间或凌晨发生。

临床表现：有咳嗽、喘息、呼吸困难、胸闷、咳痰、面色苍白、眼球突出、坐卧不宁、睡眠不安等症状。严重者可被迫采取坐位或呈端坐呼吸，干咳或咯大量白色泡沫痰，甚至出现紫绀等。

1. 半夏山药汤

【组方】半夏、陈皮、葶苈子各 12 克，山药、白茯苓、黄芩、党参、白术各 15 克，桔梗、杏仁各 10 克，麻黄、甘草各 9 克，生黄芪 30 克。

【功能主治】健脾利湿，祛痰平喘。适用于支气管哮喘。

【用法用量】水煎取汁。每天 1 剂，分 2 次服用。2 周为一个疗程。

【临症加减】热哮者加生石膏 20 克，天竺黄 10 克；寒哮者加干姜、细辛各 9 克；兼有血瘀者加赤芍、川芎各 10 克；发热者加柴胡、鱼腥草各 12 克。

2. 益气化痰汤

【组方】生地 24 克，山药、山茱萸各 12 克，泽泻、丹皮、茯苓、白芥子、紫苏子、莱菔子各 9 克，桂枝 3 克，炮附片 3 克，生姜 5 片。

【功能主治】具有温阳益气，降气化痰的功能。适用于阳虚痰阻引起的哮喘。证属冷哮范畴，呼吸急促，喉中哮鸣，气短难续，动则尤甚，面白汗出，形寒肢冷，舌质淡白胖嫩，或淡紫，脉沉弱无力。

【用法用量】水煎取汁。1日1剂，分3次服。

3. 熟地山药汤

【组方】熟地黄10～15克，山药、山茱萸、茯苓、泽泻、五味子、僵蚕各10克，丹皮、石斛各12克。

【功能主治】滋肾纳气。适用于肾阴虚型，哮喘缓解期。

【用法用量】上诸药水煎取汁。每天1剂，分2次服用。

五、肺胀（肺气肿）

肺气肿：是指终末细支气管远端（呼吸细支气管、肺泡管、肺泡囊和肺泡）的气道弹性减退，过度膨胀、充气和肺容积增大或同时伴有气道壁破坏的病理状态。

临床表现：早期可无症状或仅在劳动、运动时感到气短，逐渐难以胜任原来的工作。随着肺气肿进展，呼吸困难程度随之加重，以至稍一活动甚或完全休息时仍感气短。此外尚可感到乏力、体重下降、食欲减退、上腹胀满等。

薯蓣平喘方

【组成】山药90～150克，玄参25克，白术、炒牛蒡子各15克，鸡内金10克。

【功能主治】补脾益肾，止咳平喘。适用于慢性阻塞性肺气肿。

【用法用量】将诸药择净，水煎取汁。每日1剂，分2次服。

六、肺痨（肺结核）

肺痨：是由结核杆菌引起的慢性传染病。

临床表现：以咳嗽、咯痰、咯血、胸痛、潮热、乏力、盗汗、食欲减退及身体逐渐消瘦等为其特征。

1. 山药生地二冬汤

【组方】山药、生地、天冬、麦冬、沙参、百部各15克，川贝母9克，白及 12 克，枇杷叶 12 克，葎草 12 克。

【功能主治】具有滋阴润肺的功能。适用于肺阴不足引起的肺结核。症见疲倦乏力，午后发热，两颧潮红，干咳少痰，或痰中带血，口燥，咽干，胸闷不适，饮食减少，舌边尖红，脉细数。

【用法用量】水煎取汁。1 日 1 剂，分 3 次服。

【随证加减】咯血者可加用十灰散（大蓟炭、小蓟炭、荷叶炭、侧柏叶炭、茅根炭、茜草根炭、栀子炭、大黄炭、丹皮炭、棕榈炭各等份，研为末即得）止血。

2. 山药生地百合汤

【组方】山药、百合、玄参、生地、沙参各 15 克，白及 12 克，麦冬 12 克，阿胶 15 克，地骨皮 12 克，夏枯草 15 克，煅牡蛎 30 克，三七粉 10 克，枸杞 15 克。

【功能主治】具有滋阴降火，润肺止血的功能。适用于肺肾阴虚引起的肺结核。症见潮热骨蒸，咳呛气冲，痰少而黄，手足心热，心烦失眠，声音嘶哑，反复咳血，胸痛，盗汗，男子遗精，妇女月经不调，脉数乏力。

【用法用量】水煎取汁。1 日 1 剂，分 3 次服。

【随证加减】咳血者可加用十灰散（大蓟炭、小蓟炭、荷叶炭、侧柏叶炭、茅根炭、茜草根炭、栀子炭、大黄炭、丹皮炭、棕榈炭各等份，研为末即得）、花蕊石散（煅花蕊石适量，研为细末即得）或饮鲜藕汁止血。

3. 山药茯苓白术汤

【组方】山药、泡参、茯苓、白术、薏苡仁、百合各 15 克，砂仁 10 克，五味子 12 克，冬虫夏草 5 克，白及 12 克，焦山楂 12 克。

【功能主治】具有健脾益气的功能。适用于肺脾两虚引起的肺结核。症见咳嗽，喘息，午后潮热，气怯声低，面色白光亮而无神，眼睑浮肿，形体消瘦，食欲不振，大便溏薄，舌光质红，脉细数无力。

【用法用量】水煎取汁。1 日 1 剂，分 3 次服。

【随证加减】咳血者可加用十灰散、花蕊石散（煅花蕊石适量，研为细末即得）或饮鲜藕汁止血。

4. 党参山药黄芪汤

【组方】党参、山药、黄芪、黄精、五味子、旱莲草、白术、茯苓、枸杞子各 15 克，炙甘草 12 克，紫河车粉 10 克。

【功能主治】具有填补精血，调理脾胃的功能。适用于脾肾阴阳俱虚引起的肺结核。症见咳嗽气短，声音嘶哑，劳热骨蒸，形寒怕冷，面目四肢浮肿，食少便溏，舌红而干，脉微细。

【用法用量】水煎取汁。1 日 1 剂，分 3 次服。

5. 一味山药饮

【组方】鲜山药（切片）120 克。

【功能主治】润肺补脾，益肾固肠。适用于肺结核。

【用法用量】水煎取汁。不拘时当茶饮。

七、呕吐

呕吐：是指胃失和降，气逆于上，胃中之物从口吐出的一种病证。物出而无声谓之吐，即有物无声；声出而无物谓之干呕，即有声无物。呕与吐多同时发生很难分开，一般并称为呕吐。

临床表现：恶心、干呕和呕吐，但有些呕吐可无恶心或干呕的先兆，可将胃内的有害物质吐出。

方一

【组方】山药 9 克，藿香 9 克，白扁豆 9 克，佩兰 9 克，生荷叶 9 克，猪苓 9 克，姜半夏 9 克，香薷 4 克。

【功能主治】功能用于治疗中暑头晕，恶心呕吐。

【用法用量】水煎取汁。1 日 1 剂，分 3 次服。或共研为细末，每次服 9～15 克，用温开水或大枣煎汤调下。

八、结肠炎

结肠炎：又称非特异性溃疡性结肠炎，起病多缓慢，病情轻重不一，腹泻是主要症状，排出脓血便、黏液血便或血便，常伴里急后重，有腹痛→便意→排便→缓解的特点。腹痛一般多为隐痛或绞痛，常位于左下腹或小腹。

临床表现： 有食欲不振、腹胀、恶心、呕吐及肝大等症，左下腹可有压痛，有时能触及痉挛的结肠，常见的全身症状有消瘦、乏力、发热、贫血等。

1. 健脾利湿汤

【组方】山药 12 克，党参 12 克，白术、白芍各 9 克，黄连 1.2 克，木香 4.5 克，葛根 9 克，吴茱萸 4.5 克，甘草 4.5 克，黄柏 4.5 克，乌药 9 克，煨肉果 9 克。

【功能主治】健脾和中，清理湿热。过敏性结肠炎，左侧小腹疼痛，大便不实且有黏液。

【用法用量】水煎服，每日 1 剂。

【来源】上海中医学院教授章庆云验方

2. 山药茯苓泻肝汤

【组方】山药、茯苓各 20 克，炒白术、白芍各 30～50 克，防风 15～30 克，陈皮 15～20 克，紫柴胡 20～30 克，木香 9 克。

【功能主治】泻肝补脾，调和气机。适用于溃疡性结肠炎。

【用法用量】上诸药水煎浓缩取汁 250ml。每天 1 剂，分 3 次服用，连服一个月为 1 个疗程。

3. 山药柴胡汤

【组方】山药、柴胡、白芍、煨葛根、枳壳、陈皮、炒白术各 15 克，炒薏苡仁 20 克，炙甘草 5 克。

【功能主治】疏肝调气，健脾止泻。适用于溃疡性结肠炎。

【用法用量】上诸药水煎取汁温服。每天 1 剂，分 2 次服用，4 周为 1 个疗程。

【随证加减】2 个疗程后复查纤维结肠镜。腹痛，里急后重者加川黄连 5 克，广木香 15 克；脓血便者加赤芍、白头翁各 15 克；腹痛者加元胡 15 克，川楝子 10 克。

九、泄泻

泄泻：亦称"腹泻"，是指排便次数增多，粪便稀薄，或泻出如水样。古人将大便溏薄者称为"泄"，大便如水注者称为"泻"。

临床表现：急性泄泻，主症发病势急，病程短，大便次数显著增多，小便减少。兼见大便清稀，水谷相混，肠鸣胀痛，口不渴，身寒喜温，舌淡，苔白滑，脉迟者，为感受寒湿之邪；便稀有黏液，肛门灼热，腹痛，口渴喜冷饮，小便短赤，舌红，苔黄腻，脉濡数者，为感受湿热之邪；腹痛肠鸣，大便恶臭，泻后痛减，伴有未消化的食物，嗳腐吞酸，不思饮食，舌苔垢浊或厚腻，脉滑者，为饮食停滞。慢性泄泻，主症发病势缓，病程较长，多由急性泄泻演变而来，便泻次数较少。兼见大便溏薄，腹胀肠鸣，面色萎黄，神疲肢软，舌淡苔薄，脉细弱者，为脾虚；嗳气食少，腹痛泄泻与情志有关，伴有胸胁胀闷，舌淡红，脉弦者，为肝郁；黎明之前腹中微痛，肠鸣即泻，泻后痛减，形寒肢冷，腰膝酸软，舌淡苔白，脉沉细者，为肾虚。

1. 大补黄庭丸

【组方】人参、茯苓各 30 克，山药 60 克。

【功能主治】治虚劳食少便溏。

【用法用量】研为粗末，以鲜紫河车一具，用水稍加白蜜，隔水熬膏和药末为丸。每服 9 克，空腹淡盐汤服下。

【来源】清代《张氏医通》卷十三方。

2. 启脾丸

【组方】人参、白术、茯苓、山药、莲子肉各 30 克，陈皮、泽泻、山楂、甘草各 15 克。

【功能主治】治脾积，五更泻。

【用法用量】水煎取汁。每日 1 剂，分 2 次服。

【又称】人参启脾丸。

【来源】明代《医学入门》卷六方

3. 温肾健脾肠宁汤

【组方】苍术、山药、党参、车前子、泽泻、诃子、干姜、补骨脂各 10

克，桂肉 6 克，蒲公英 20 克。

【功能主治】健脾，温肾，清热，渗湿，收涩，消导。适用于慢性腹泻。

【用法用量】水煎取汁。每日 1 剂，分 2 次服。10～15 天为一个疗程。

4. 芍药连梅汤

【组方】白芍 12 克，黄连、甘草各 3 克，乌梅 15 克，茯苓、山药、麦芽各 20 克，炮姜 4 克，葛根、焦山楂、焦神曲、白术、枳壳各 10 克。

【功能主治】疏补兼施，清热散寒，调理阴阳。适用于慢性腹泻。

【用法用量】上诸药水煎取浓汁 250ml。每天 1 剂，分 3 次服，连续服 2 周为 1 个疗程。

5. 山药白术桂圆饮

【组成】炒白术 30 克，鲜山药 30 克，桂圆 10 克。

【功能主治】补脾益胃，燥湿和中，固肾益精。适用于慢性腹泻。

【用法用量】以上三味加水共煮成汤，去渣取汁。代茶饮，不拘时。

6. 山药止泻汤

【组成】山药 30 克，茯苓 15 克，神曲 15 克，红糖 10 克。

【功能主治】补脾渗湿止泻。适用于脾虚湿困之慢性腹泻。

【用法用量】前 3 味药水煎 2 次，去渣，加入红糖即成。顿服，每天 1 剂。

十、肝炎

肝炎：肝脏的炎症。肝炎的原因可能不同，最常见的是病毒造成的，此外还有自身免疫造成的。酗酒也可以导致肝炎。

1. 柔肝养阴汤

【组方】山药、北沙参、谷芽、麦芽、白芍、枸杞各 15 克，生地、当归、川楝子各 12 克。

【功能主治】具有柔肝养阴的功能。适用于迁延型或慢性肝炎属肝阴不足者。症见胁肋隐痛，头晕心烦，疲倦乏力，手脚心热，食欲不振，大便不实，舌质红，少苔，脉细数。

【用法用量】水煎取汁。1日1剂，分3次服。

【随证加减】少寐多梦者，加酸枣仁15克，远志9克；头昏晕甚者，加刺蒺藜15克。

2. 参苓白术散加减方

【组方】山药、党参、虎杖各15克，桔梗、白术各12克，茯苓25克，甘草6克，扁豆20克，薏苡仁、鸡骨草各30克。

【功能主治】健脾渗湿，益气和中。适用于慢性肝炎，脾虚湿盛性。症见疲倦乏力，食欲不振，头晕，腹胀，舌淡，脉弦细或沉细。

【用法用量】上诸药水煎取汁。每天1剂，分2次服。

【随证加减】舌苔厚腻者加茵陈30克；肝区疼痛不适者加丹参、郁金各12克，或三棱、莪术各10克；失眠，舌淡红者加栀子10克，酸枣仁12克；胃纳差者加神曲15克，麦芽20克。

十一、肝硬化

肝硬化： 是一种常见的慢性肝病，可由一种或多种原因引起肝脏损害，肝脏呈进行性、弥漫性、纤维性病变。

具体表现： 为肝细胞弥漫性变性坏死，继而出现纤维组织增生和肝细胞结节状再生，这三种改变反复交错进行，结果肝小叶结构和血液循环途径逐渐被改建，使肝变形、变硬而导致肝硬化。本病早期无明显症状，后期则出现一系列不同程度的门静脉高压和肝功能障碍，直至出现上消化道出血、肝性脑病等并发症死亡。

方一

【组方】砂仁拌熟地24克，山药、泽泻、山茱萸、茯苓、猪苓、鸡内金、地骨皮各12克，丹皮9克，女贞子15克，白茅根15克。

【功能主治】具有滋养肝肾，利水消肿的功能。适用于治疗肝肾阴虚引起的肝硬化。症见腹大胀满，面色萎黄，消瘦乏力，两颧泛红，口干口苦，心烦神躁，手足心热，或低热持续，齿衄、鼻衄，或小便短黄，大便干或虽溏而解不畅，舌质红绛少津，脉弦细数。

【用法用量】水煎取汁。1日1剂，分3次服。

十二、肾小球肾炎

肾小球肾炎：是一种常见的疾病，多发生于儿童。临床上又分急性肾小球肾炎和慢性肾小球肾炎。急性肾炎病程短（多在一年以内），通过积极治疗，预后良好。慢性肾炎病程长，反复发作，预后较差，如不积极治疗，最后多数发展成慢性肾功能衰竭即尿毒症。

临床表现：以血尿、蛋白尿、浮肿、高血压为主要表现。

1. 茯苓车前山药汤

【组方】白茯苓25～50克，车前子25～50克，生黄芪25～50克，干地黄25克，制附子10～25克，巴戟天20克，盐泽泻20克，山茱萸15克，炒白术15克，嫩桂枝10～20克，炒山药15～25克。

【功能主治】温补脾肾，利水消肿。慢性肾炎有脾肾阳虚、水湿泛滥者。

【用法用量】先将以上药用冷水浸泡，用文火煎2次，每次约半小时，取2次药液300ml，分2次服用。

2. 山药银花连翘汤

【组方】山药、金银花、连翘、白茅根各30克，蝉衣、土茯苓、泽泻、旱莲草各10克，益母草15克。

【功能主治】清热解毒，止血利尿。适用于急性肾小球肾炎。

【用法用量】上诸药水煎取药汁。每天1剂，分2次服。

【随证加减】发热咽痛加生石膏10克，黄芩5克；血尿为主加茜草10克，生地5克，赤芍5克，丹皮5克；颜面肿甚或出现腹水加大腹皮5克，枳实5克，猪苓5克，木通5克，车前子5克；纳差加太子参10克，鸡内金5克，莱菔子5克；便干加生大黄5克。

3. 半遍山药益母汤

【组方】半边莲30克，益母草30克，苏叶30克，熟地黄15克，泽泻

15 克，黄芪 15 克，山药 10 克，茯苓 10 克，山萸肉 6 克，丹皮 6 克。

【功能主治】慢性肾炎。

【用法用量】将以上药用水煎服。每天 1 剂，分 2 次服。

4. 山药黑豆汤

【组方】大黑豆 250 克，苍术、山药、茯苓各 60 克，白术 10 克。

【功能主治】温补脾肾，利水消肿。慢性肾炎引起的蛋白尿等症。

【用法用量】将以上药共研成细末，水泛制成药丸。每次服用 10 克，每日 3 次。

十三、慢性肾盂肾炎

慢性肾盂肾炎：细菌感染肾脏引起的慢性炎症，病变主要侵犯肾间质和肾盂、肾盏组织。由于炎症的持续进行或反复发生导致肾间质、肾盂、肾盏的损害，形成疤痕，以致肾发生萎缩和出现功能障碍。

临床表现：平时病人可能仅有腰酸和（或）低热，没有明显的尿路感染所致尿痛，尿频和尿急症状，其主要表现是夜尿增多及尿中有少量白细胞和蛋白等。病人有长期或反复发作的尿路感染病史，在晚期可出现尿毒症。

1. 益气通淋汤

【组方】山药、山茱萸、车前子各 12 克，熟地黄 15 克，泽泻、茯苓、牡丹皮各 9 克，麦冬 10 克，五味子 6 克，白茅根 20 克。

【功能主治】益气滋阴通淋。适用于慢性肾盂肾炎之气阴不足者。

【用法用量】上诸药水煎取药汁。每天 1 剂，分 2 次服。

2. 滋阴补肾方

【组方】山药、泽泻各 15 克，干地黄、山茱萸各 12 克，五味子、丹皮各 10 克，白茅根、蒲公英、忍冬藤各 30 克，甘草梢 6 克。

【功能主治】清热解毒，滋阴补肾。适用于慢性肾盂肾炎属肾阴不足型。

【用法用量】水煎取汁。每天 1 剂，分 2 次服。

3. 山药地黄猪苓汤

【组方】熟地、山药、滑石各 20 克，山茱萸、猪苓、阿胶各 12 克，牡丹皮、知母各 6 克，茯苓 15 克，泽泻 9 克，黄柏 10 克。

【功能主治】清热利湿，滋阴补肾。适用于慢性肾盂肾炎属肾阴亏虚、湿热留恋者。

【用法用量】水煎取汁。每天 1 剂，分 2 次服。

4. 知柏地黄通淋汤

【组方】知母、山药各 15 克，黄柏、生地黄、山茱萸、茯苓、泽泻、牡丹皮各 12 克。

【功能主治】滋阴补肾，清热通淋。适用于慢性肾盂肾炎之肝肾阴虚者。

【用法用量】水煎取汁。每天 1 剂，分 2 次服。

5. 参苓白术散加减方

【组方】党参 20 克，白术 12 克，山药 15 克，泽泻 12 克，熟地黄 18 克，茯苓 12 克，肉苁蓉 18 克，杜仲 10 克，菟丝子 12 克，莲子 15 克，砂仁 5 克，薏苡仁 20 克。

【功能主治】健脾益肾通淋。适用于慢性肾盂肾炎之脾肾阳虚者。

【用法用量】水煎取汁。每天 1 剂，分 2 次服。

6. 山药熟地茯苓方

【组方】山药 25 克，熟地 15 克，茯苓、菟丝子、巴戟天、怀牛膝各 12 克，泽泻、杜仲、山茱萸、车前子各 9 克（布包煎），滑石 20 克。

【功能主治】温肾健脾利湿。适用于慢性肾盂肾炎属脾肾阴虚、湿邪留恋者。

【用法用量】水煎取汁。每天 1 剂，分 2 次服。

十四、肾结石（石淋）

肾结石：指发生于肾盏、肾盂及肾盂与输尿管连接部的结石。多数位于肾盂肾盏内。

临床表现：是以小便不爽，尿道刺痛为特点。常以小便排出砂石为主症。

山药熟地排石汤

【组方】山药20克，熟地30克，茯苓15克，丹皮12克，泽泻12克，金钱草30克，枣皮12克，海金沙30克，鸡内金12克，车前子12克，黄芪20克，甘草9克。

【功能主治】补肾排石。适用于肾结石。

【用法用量】水煎取汁。每天1剂，分3次服。10天为2个疗程。

【随证加减】腰痛剧烈、痛有定处，甚则绞痛频繁者加王不留行10克，牛膝10克，枳壳10克，续断10克；腰膝酸软、尿淋漓不爽、五心烦热者加黄芩10克，栀子10克，银柴胡10克；便秘加大黄10克，火麻仁10克；腰酸腿痛、精神疲乏、尿频加补骨脂10克，巴戟天10克。

十五、肾病综合症

肾病综合症：简称肾综，是指由多种病因引起的，以肾小球基膜通透性增加伴肾小球滤过率降低等肾小球病变为主的一组综合症。

临床具有四大特点：①大量蛋白尿，可有脂质尿。②低白蛋白血症。③高脂血症。④水肿。根据不同病因和病理将本征分为3类：即原发性肾病综合症、先天性肾病综合症、继发性肾病综合症。

1. 山药泽泻萸萸汤

【组方】泽泻、山萸萸各15克，山药、知母、黄柏、生地黄、茯苓、猪苓、阿胶各12克（烊化），牡丹皮10克，滑石10克。

【功能主治】滋阴降火，清热利湿。适用于肾病综合症。

【用法用量】水煎取汁。每天1剂，分2次服。

2. 补脾益肾汤

【组方】熟地24克，山药、女贞子、丹参、旱莲草各12克，山萸萸、泽泻、茯苓、地骨皮各9克，益母草15克，全蝎2克。

【功能主治】补益脾肾，活血化瘀。适用于肾病综合症。

【用法用量】水煎取汁。每天1剂，分2次服。连用2~6个月。

3. 山药灵脾白术汤

【组方】山药15~30克，仙灵脾、生白术、仙茅各6~10克，菟丝子、巴戟天、大熟地各15克，枸杞子12克。

【功能主治】育阴涵阳补肾。适用于肾病综合症。

【用法用量】水煎取汁。每天1剂，分2次服。

十六、肾衰竭

肾衰竭：是指肾脏功能部分或全部丧失的病理状态。可分为急性肾衰竭和慢性肾衰竭。

1. 方一

【组方】丹参20~30克，山药15~30克，茯苓20克，党参、红花、桑寄生、白术、牛膝各15克，大黄6~12克。

【功能主治】健脾，益肾，活血，化瘀，泻浊。慢性肾衰竭属脾肾虚损，湿毒内蕴者，表现为倦怠乏力，身体困倦，气短懒言，纳少腹胀，恶心呕吐，腰酸，腿软，口淡不渴，甚则畏寒肢冷，腰部发冷，大便不实，夜尿清长，舌淡有齿痕，苔白腻，脉沉弱。

【用法用量】用水煎服。每天1剂，分2次服。

【注意事项】生大黄不宜久服。

2. 方二

【组方】益母草、太子参各30克，白芍、生地黄、女贞子各15克，茯苓、山药、黄芪、竹茹各10克，陈皮5克。

【功能主治】健脾，益肾，活血，化瘀，泻浊。慢性肾衰竭引起的气阴两虚之面色晦暗、精神萎靡、乏力、头晕耳鸣、腰酸气促、心烦失眠、四肢抖动等。

【用法用量】将以上药加水煎煮15分钟，滤出药液，药渣再加水煎20分钟，去渣，将2次煎得的药液兑匀，分服。每日1剂。

十七、贫血

贫血：贫血不是一种独立的疾病，而是指单位容积循环血液中的红细胞比例、红细胞数及/或血红蛋白量低于正常值，以及全血容量减少，并由此而引发的综合症状的总称。按引起贫血的原因，将贫血分为失血性贫血、溶血性贫血、营养性贫血及再生障碍性贫血四种类型。

临床表现：一般表现为皮肤苍白，面色苍白无华，身体疲倦、乏力、头晕、耳鸣、记忆力下降等症状。并可出现头痛，晕厥和下肢水肿等现象，稍活动即感气促，心动过速，强力心搏动，甚至可能有心绞痛，高搏出性心力衰竭，恶心呕吐，食欲不振，尿呈浓茶或酱油样色等症状。

1. 方一

【组成】黄芪 30 克，大枣 18 克，山药、白术、炙甘草各 12 克，桂枝、五味子、砂仁各 9 克。

【功能主治】补气养血。用于治贫血。

【用法用量】将上药加水煎沸 15 分钟后，滤出药液，加水煎 20 分钟，去渣，将两煎所得药液兑匀。分次服用。每日 1 剂。

2. 健脾补肾方

【组方】党参 10 克，白术 10 克，玄参 10 克，山药 30 克，山茱萸 15 克，丹皮 12 克，桑葚子 10 克，龟板 15 克，仙鹤草 30 克，生石膏 30 克，丹参 15 克。

【功能主治】健脾补肾，活血凉血。适用于脾肾阳虚之再生障碍性贫血。

【用法用量】水煎取汁。每天 1 剂，分 2 次服。连续服用半年到两年。

3. 益气补肾方

【组成】熟地黄 18 克，人参 15 克，枸杞子、当归各 9 克，炙甘草、炒山药、杜仲各 6 克，山茱萸 3 克。

【功能主治】益气，补肾。老年人贫血，属肾气虚者。

【用法用量】将上药用水煎汁，温服。

4. 六味地黄丸加减方

【组方】生地、熟地各 10 克，山药 10 克，茯苓 10 克，山茱萸 10 克，仙茅 10 克，仙灵脾 10 克，补骨脂 10 克，枸杞子 10 克。

【功能主治】阴阳双补。适用于再生障碍性贫血之阴阳两虚证。

【用法用量】将上药加水煎沸 15 分钟后，滤出药液，加水煎 20 分钟，去渣，将两煎所得药液兑匀。分次服用。每日 1 剂。

5. 补气养血方

【组成】人参 15 克，当归、杜仲、山药、山茱萸、熟地黄、枸杞子各 9 克，炙甘草 6 克。

【功能主治】益气养血，肝肾双补。精神萎顿，气血两亏，腰酸耳鸣，汗出肢冷等。

【用法用量】将上药加水煎沸 15 分钟后，滤出药液，在加水煎 20 分钟，去渣，将两煎所得药液兑匀。分次服用。每日 1 剂。

6. 健脾益血汤

【组方】山药 30 克，紫荆皮 9 克，大枣 10 枚。

【功能主治】补肾养阴，健脾益血。适用于再生障碍性贫血。

【用法用量】将以上 3 味用水煎取汁。每天 1 剂，分 3 次服。

十八、不寐（失眠）

不寐：以夜间不易入睡或睡而易醒为主要症状的病证。轻者入睡困难，时寐时醒，醒后不能再寐，重者可彻夜不眠。又称失眠、目不瞑等。

临床表现：以夜间不易入睡或睡而易醒为主要症状。

1. 安神助眠方

【组方】远志、车前子、北五味各 30 克，生地 120 克，山药、麦门冬、黄柏、茯苓、茯神、牡蛎、酸枣仁各 45 克，丹参 60 克。

【功能主治】收敛固涩，清心安神。适用于失眠、梦遗等。

【用法用量】将上药研成末，炼蜜为丸。每次 9 克，用开水送服。

2. 既济丹

【组成】嫩鹿茸 90 克，牛膝、肉苁蓉、熟地、当归、柏子仁（另研）、枸杞子、酸枣仁（微炒，另研）、沉香（另研）、山药（炒）、远志、茯神各45克，附子（炮）75克。

【功能主治】补肾填精，养心安神。主治肾虚所致的腰膝酸冷，心烦失眠，阳痿早泄等。

【用法用量】上诸药焙干，研为细末，练蜜为丸，如梧桐子大。每服50～60丸，空心温酒、盐汤送下。

【来源】《是斋百一选方》卷四

3. 滋肾养阴汤

【组方】柴胡6克，山药、泽泻、当归、茯苓、栀子、熟地黄、酸枣仁、牡丹皮、山茱萸、白芍药各10克。

【功能主治】清肝泄热，滋肾养阴。适用于口干口苦、耳聋耳鸣、失眠健忘、头目眩晕、遗精梦泄等。

【用法用量】用水煎服。每天1剂，分3次服。

十九、血证

血证：凡由多种原因引起火热熏灼或气虚不摄，致使血液不循常道，或上溢于口鼻诸窍，或下泄于前后二阴，或渗出于肌肤所形成的疾患，统称为血证。也就是说，非生理性的出血性疾患，称为血证。在古代医籍中，亦称为血病或失血。常见的有鼻衄、齿衄、咳血、吐血、便血、尿血、紫斑等血证。

临床表现：血液或从口、鼻，或从尿道、肛门，或从肌肤而外溢。

1. 脾肺双补汤

【组方】山药、党参、炒扁豆、茯苓、白术各12克，炙甘草、桔梗各6克，莲子肉、薏苡仁各9克，砂仁5克。

【功能主治】具有脾肺双补，益气摄血的功能。适用于脾肺气虚引起的咳血。症见咳血久延不愈，血量较少，血色暗淡，咳嗽痰白，面色白亮而无神，畏冷，神倦肢乏，心悸气短，声细懒言，纳少无味，大便溏，舌淡苔薄白，脉沉细。

【用法用量】水煎取汁。1日1剂，分3次服。或共研为细末，每次服

9～15 克，用温开水或大枣煎汤调下。

2. 滋阴降火汤

【组方】生地 24 克，山药、山茱萸、茯苓、泽泻、阿胶、藕汁、白茅根各 12 克，丹皮 9 克，羚羊角 3 克。

【功能主治】具有滋阴降火的功能。用于阴虚火旺引起的吐血。症见吐血反复不已，色红量多，多伴有五心烦热，口干欲饮，乏力消瘦，面赤心烦，失眠多梦，舌质红苔少，脉细数。

【用法用量】水煎取汁。1 日 1 剂，分 3 次服。

3. 健脾补肾汤

【组方】黄芪 15 克，山药、党参、白术、肉苁蓉、山茱萸、茯神、菟丝子、五味子、巴戟天、杜仲、牛膝各 12 克，当归 9 克，炙甘草、陈皮、升麻、柴胡各 5 克，熟地 18 克，赤石脂 15 克。

【功能主治】具有健脾补肾，益气固涩的功能。用于治疗脾肾两虚引起的尿血。症见小便带血淡红，面色萎黄，神疲肢倦，气短乏力，头晕耳鸣，纳减便溏，腰腿酸软，舌淡苔薄白，脉濡缓。

【用法用量】水煎取汁。1 日 1 剂，分 3 次服。

4. 滋阴益肾汤

【组方】生地 18 克，山药、知母、山茱萸、茯苓、泽泻各 12 克，白茅根 15 克，栀子、丹皮、黄柏、蒲黄各 9 克。

【功能主治】具有滋阴益肾，安络止血的功能。用于治疗肾阴亏损引起的尿血。症见小便带血鲜红，兼见头晕耳鸣，咽干，颧红盗汗，骨蒸潮热，精神萎靡，虚烦不寐，大便干结，舌红苔少，脉细数。

【用法用量】水煎，分 3 次服，1 日 1 剂。

5. 止鼻出血汤

【组方】熟地 15 克，山茱萸 12 克，山药 12 克，泽泻 9 克，茯苓 9 克，丹皮 9 克，知母 6 克，黄柏 6 克，白茅根 15 克，旱莲草 15 克，阿胶 15 克。

【功能主治】具有滋阴降火的功能。适用于肾阴虚损引起的鼻出血，症见鼻出血量不多，血色鲜红，时作时止，反复发作，口干渴，头晕目眩，心悸耳鸣，腰膝酸软，五心烦热，面色潮红，时盗汗，舌质红，脉数细。

【用法用量】水煎，分3次服，1日1剂。或共研为细末，炼蜜为10克丸，1日3次，饭后温开水服送1丸。

6. 降火止血方

【组方】熟地24克，山茱萸12克，山药12克，泽泻9克，茯苓9克，丹皮9克，知母6克，黄柏6克，骨碎补12克，怀牛膝12克。

【功能主治】具有滋肾阴、降相火的功能。适用于肾虚火旺引起的牙龈出血。症见齿龈出血，血色淡红，齿摇不坚，或微痛，兼有头晕，耳鸣，腰膝酸软，舌质嫩红，少苔，脉细数。

【用法用量】水煎，1日1剂，分3次服。或共研为细末，炼蜜为10克丸，1日3次，饭后温开水服送1丸。

7. 知柏清热凉血方

【组方】知母30克，山药、黄柏、茜草根、山茱萸、茯苓、泽泻各15克，熟地、女贞子、旱莲草各20克，仙鹤草30克，阿胶10克，生地18克，丹皮12克，生甘草10克。

【功能主治】滋阴清热，凉血止血。适用于特发性血小板减少性紫癜之肝肾阴虚证。

【用法】水煎取汁。每天1剂，分2次服。

8. 补气凉血止血汤

【组成】生地、玄参各15克，生山药、白芍、丹皮、大蓟、小蓟各12克，炒白术、茜草根、海螵蛸各10克，鹿角胶、龟板胶、阿胶、藕节各6克，人参3克（冲服）。

【功能主治】补气健脾，凉血止血。适用于血亏脾虚型特发性血小板减少性紫癜。

【用法】水煎取汁。每天1剂，分2次服。

二十、其他杂病

1. 方一

【组方】①熟地24克，山药、附子、枸杞子、杜仲、山茱萸各12克，肉桂6克，炙甘草9克。②熟地24克，山药、枸杞子、茯苓、山茱萸各12克，炙甘草9克。

【功能主治】具有温肾扶阳或滋养固肾的功能。适用于治疗阴阳两虚引起的高血压。症见头晕目眩，耳鸣失聪，面色白亮而无神，气怯神疲，腰膝酸软，畏寒肢冷，大便溏薄，阳痿或滑精，舌胖嫩，脉沉弱（偏肾阳虚）；肢冷便溏，阳痿或滑精，而见手足心热，虚烦不眠，舌质红，脉细数或结代（偏肾阴虚）。

【用法用量】①水煎，分3次服，1日1剂。偏于肾阳虚用方。②偏于肾阴虚用方。

2. 方二

【组成】熟地24克，山药12克，山茱萸12克，丹皮9克，肉桂6克，附片12克，怀牛膝12克，泽泻12克，茯苓12克，车前子12克。

【功能主治】具有补气温阳，化气行水的功能。用于治疗下焦肾阳不足引起的癃闭。症见溺癃，排泄无力，面色白亮而无神，神衰气弱，怯冷而腰膝酸软，舌质淡，脉沉细弱。

【用法用量】水煎，分3次服，1日1剂。

3. 地黄酸枣仁汤

【组方】莲子、白芍药各10克，酸枣仁12克，白术、山药、熟地黄各30克，甘草6克。

【功能主治】养心健脾。适用于白细胞减少证心脾两虚型。症见头晕，心悸，气短，倦怠乏力，腰膝酸软，纳食欠佳，易感冒，舌质淡或舌体胖嫩，有齿痕，脉沉细无力。

【用法】水煎取汁。每天1剂，分2次服。6天为1个疗程。

4. 山药芍药升白汤

【组方】莲子、白芍各 10 克，酸枣仁 12 克，白术、山药、熟地黄各 30 克，甘草 6 克。

【功能主治】养心益气，健脾补肾。适用于因故放疗感染及不明原因引起的白细胞减少证脾两虚型。

【用法】水煎取汁。每天 1 剂，分 2 次服。6 天为 1 个疗程，一般 1~2 个疗程即可。

5. 降压灵

【组方】附子 15 克（先煎），熟地 30 克，泽泻 20 克，山茱萸 12 克，丹皮 10 克，山药 20 克，黄芩 15 克。

【功能主治】滋肾阴，补肾阳。适用于高血压病，阴阳俱虚型。

【用法用量】水煎取汁。每日 1 剂，分 2 次服。

【来源】四川名医贾河先验方

6. 知柏地黄汤加减方

【组方】黄柏、山药、枸杞子、泽泻、茯苓各 15 克，知母、五味子、丹皮各 10 克，麦冬、沙参、紫河车各 20 克。

【功能主治】金水共滋，肺肾相润。适用于肺心病。

【用法用量】水煎取汁。每天 1 剂，分 2 次服。

7. 变通白虎汤

【组成】玄参、生地各 15~30 克，麦冬、玳瑁各 9~15 克，沙参、蒲公英各 9~12 克，山药 9~30 克，板蓝根 10~30 克，炙甘草 9 克。

【功能主治】清热滋阴，清心养胃。适用于病毒性心肌炎。

【用法用量】水煎取汁。症状重时或开始治疗时每天 1 剂，减轻后 2~3 天 1 剂。最短疗程约为 3 个月，最长疗程为 1 年。

8. 治脑梗死方

【组方】生龙骨 30 克，生牡蛎 30 克，牛膝 30 克，山药 30 克，代赭石

30 克，柏子仁 15 克，生地黄 15 克，白芍 10 克。

【功能主治】育阴潜阳，平肝熄风。治疗脑梗死，并有一定的预防作用。

【用法用量】将以上诸药加水煎汁，取汁分次温服，每日 1 剂。

9. 治帕金森病方

【组方】黄芪 30 克，熟地黄 18 克，川芎 18 克，黄精 18 克，制首乌 18 克，当归 18 克，山药 18 克，桃仁 12 克，地龙 12 克，红花 12 克，山楂 6 克，甘草 6 克。

【功能主治】滋肾补肝，益气活血。震颤麻痹，肾虚血瘀者。

【用法用量】用水煎服，每日 1 剂。

10. 治消化不良方

【组方】榛子仁 100 克，山药 50 克，莲子 25 克，党参 25 克，陈皮 10 克，砂仁 4 克（后下）。

【功能主治】补益脾胃。脾胃虚弱所致的消化不良、身体瘦弱、气短乏力等症。

【用法用量】用水煎服。每日 1 剂。

第二节 山药在妇科的应用

一、不孕症

不孕症：凡夫妇同居 2 年以上未避孕而未能怀孕者，称为不孕症。其中，从未受孕者称原发性不孕，曾有生育或流产又连续 2 年以上不孕者，称继发性不孕症。

临床表现：有正常性生活、未采取避孕措施却不能妊娠。

1. 温土毓麟汤

【组方】人参 9 克，巴戟天 30 克（去心，酒浸），覆盆子 30 克（酒浸蒸），白术 15 克（土炒），怀山药 15 克（炒），神曲 3 克（炒）。

【功能主治】治妇女脾胃虚寒，饮食不运，胸膈胀满，时多呕泄，久不受孕者。

【用法用量】水煎服。每日1剂。

【来源】清代《傅青主女科》卷上

2. 助孕汤

【组方】川续断、狗脊、肉苁蓉各12克，阳起石30克，香附6克，川楝子、紫苏、佛手片、当归、川军各9克，怀山药12克，广木香5各，六曲、藿香、苏叶、牛膝各10克，鸡血藤15克。

【功能主治】疏肝，益胃，健脾。适用于不孕症。

【用法用量】水煎服，每日1剂。

【来源】上海中医学院附属曙光医院名老中医吴竺天验方

二、带下病

带下症：妇女阴道内流出一种黏腻或稀薄的液体，绵绵不断如带，称为带下。至于妇女在生理发育时期，在经期前后，或妊娠初期，阴道亦可排少量分泌物，无色透明，常感湿润，属于生理现象，不为带下。

临床表现：妇女分泌物异常增多，或杂有其他色泽者，或黏稠如胶液，或稀薄如水状、秽臭，并伴有瘙痒、灼热痛等局部刺激症状，以及腰酸腿软、小腹胀痛。

1. 方一

【组方】炒山药、土炒白术各30克，人参6克，酒炒白芍、陈皮、黑荆芥各1.5克，酒炒车前子、制苍术各9克，甘草3克，柴胡1.8克。

【功能主治】具有健脾益气，升阳除湿的功能。适用于脾虚引起的带下病中之白带。症见白带多，质黏，无特殊臭气，终日淋漓不断，纳谷少馨，神疲乏力，四肢酸软，劳累后白带更多，或伴有浮肿，或伴有腹胀，舌质淡苔白或腻，脉缓弱。

【用法用量】水煎，分3次服，1日1剂。

2. 方二

【组方】山药、知母、黄柏、山茱萸、茯苓、椿根皮、泽泻各12克，生地 24 克，丹皮 9 克，三七粉 6 克。

【功能主治】具有滋阴清热的功能。适用于虚热引起的带下病中之赤白带。症见白带多，质稀薄，有时混有血液，阴部干涩灼热，有瘙痒感，头晕耳鸣，心悸而烦，口苦咽干，小便色黄，腰酸，舌红苔少或呈花剥，脉细数无力。

【用法用量】水煎，分 3 次服，1 日 1 剂。

3. 方三

【组方】知母 12 克，黄柏 12 克，生地 24 克，山茱萸 12 克，山药 12 克，丹皮 9 克，茯苓 12 克，排风藤 12 克，泽泻 12 克，白花蛇舌草 12 克，半枝莲 12 克。

【功能主治】具有清利湿热，兼顾养阴的功能。适用于湿热引起的带下病中之五色带。症见带下色质不一，量或少或多，气味恶臭难闻，常觉头晕乏力，身体消瘦，有时低热，口中黏腻，舌苔腻而微黄，脉弦滑而数。

【用法用量】水煎，分 3 次服，1 日 1 剂。

4. 方四

【组方】当归 12 克，白芍 12 克，生地 24 克，山茱萸 12 克，山药 12 克，丹皮 9 克，茯苓 12 克，排风藤 12 克，泽泻 12 克，白花蛇舌草 12 克，半枝莲 12 克。

【功能主治】具有清热坚阴，调理肝肾的功能。适用于阴虚引起的带下病中之五色带。症见带下赤多白少，恶臭更甚，小便腹痛，其痛放射至大腿部或背部，伴有发热，小便频数刺痛，舌质暗红苔薄黄，脉细数。

【用法用量】水煎，分 3 次服，1 日 1 剂。

5. 方五

【组方】当归 12 克，枸杞子 12 克，生地 24 克，山茱萸 12 克，山药 12 克，党参 12 克，黄芪 12 克，三七粉 6 克，菟丝子 12 克，鹿胶 12 克，龟胶 12 克。

【功能主治】具有温补固涩，兼养气血的功能。适用于虚寒引起的带下病中之五色带。症见五色带下，缠绵日久，量多稀薄，其气腐臭，腰酸腿软，时而腹痛，肌肉消瘦，头目眩晕，身倦神疲，舌淡苔少，脉虚细。

【用法用量】水煎，分3次服，1日1剂。或共研为细末，炼蜜为9克丸，1日2次，每次用温开水送服1丸。

6. 参芪易黄汤方

【组方】党参、黄芪、山药、芡实、金樱子、鸡冠花各15克，车前子20克，白果（去壳）10个，茯苓、黄柏、炒白术各10克。

【功能主治】健脾利湿。适用于带下病，下腹胀疼痛、腰膝酸软等。

【用法用量】将诸药洗净，放入药罐中，加入清水适量，浸泡5~10分钟后，水煎取汁饮服，每日1剂，连服7~10剂。

三、月经量少

月经量少：是指月经来潮时经量较正常人为少，多因血虚、气滞、血瘀、寒凝血脉、痰阻等原因所致。

表现：月经周期基本正常，经量明显减少，甚至点滴即净；或经期缩短不足两天，经量亦少者，均称为"月经过少"，属月经病。月经过少常与月经后期并见，常伴体重增加。本病发生于青春期和育龄期者可发展为闭经，发生于更年期者则往往进入绝经。

1. 四味山药膏方

【组方】山药250克，枸杞子120克，鹿胶60克，胡桃肉240克，冰糖70克。

【功能主治】补肾调经。适用于女子青春期由于肾虚所致的月经无定期、经量少、色淡暗、质清，或腰背酸痛、头晕耳鸣等。

【用法用量】将鹿胶炒脆研末，其他4味用文火蒸至极烂，加入鹿胶粉共捣为膏。每日3次，每次30克，连服2~3剂。

2. 补肾养血方

【组方】山药9克，枸杞子9克，熟地黄9克，茯苓6克，当归6克，杜仲9克，菟丝子9克，山茱萸9克。

【功能主治】补肾，养血。肾虚月经量少，色黯红或淡红，腰脊酸软，头晕耳鸣，足跟痛，夜尿多，脉沉弱或沉迟等。

【用法用量】将上药共研成细末后，炼蜜为丸，每日 2 次，每次 6 克；亦可用饮片作汤剂，用水煎服。

四、痛经

痛经：是指经期前后或行经期间，出现下腹部痉挛性疼痛，并有全身不适，严重影响日常生活者。

临床表现：每遇经期或经行前后小腹疼痛，随月经周期性发作，甚者疼痛难忍，甚或伴有呕吐汗出，面青肢冷，以致晕厥者。

1. 杞菊地黄丸加味方

【组方】熟地 15 克，山药 10 克，泽泻 10 克，丹皮 10 克，茯苓 10 克，枸杞子 10 克，菊花 6 克，苦丁香 10 克，夏枯草 10 克，白蒺藜 10 克。

【功能主治】养阴清热，柔肝息风。适用于肝火型经行头痛。

【用法用量】水煎取汁。每天 1 剂，分 2 次服。

2. 山药养血止痛饮

【组方】山药、黄豆、鸡血藤各 30 克，五味子 3 克。

【功能主治】补气养血止痛。适用于气血虚弱型经行身痛。

【用法用量】水煎取汁。代茶饮，每天 1 剂。

3. 参茸鹿胎丸（中成药）

【组方】人参、鹿茸、鹿胎、橘红、熟地黄、丹参、茴香、栎仁、益母草炭、川芎、荆芥穗炭、白芍、香附、莱菔子、白术、肉桂花、银柴胡、泽泻、槟榔、厚朴、神曲、附子、续断、吴茱萸、砂仁、海螵蛸、茯苓、乌药、牡丹皮、牛膝、龟板、肉豆蔻、木瓜、红花、木香、山药、沉香、当归、甘草。

【功能主治】调经活血、暖宫止带、逐瘀生新。适用于月经不调、行经腰腹疼痛、四肢无力、子宫虚寒、赤白带下、久不受孕、骨蒸痨热、产后腹痛。

【用法用量】制成大蜜丸。口服，每次 1 丸，每日 1~2 次。

五、经行泄泻

经行泄泻：每值行经前后或经期，大便溏薄，甚或水泻，日解数次，经净自止。

山药白术桂圆饮

【组方】鲜山药 30 克，炒白术 30 克，桂圆 30 克。

【功能主治】补脾益胃，燥湿和中，固肾益精。适用于经行泄泻。

【用法用量】以上 3 味加水共煮成汤，去渣取汁。代茶温饮，不拘时。

六、功能性子宫出血

功能性子宫出血：简称功血，是一种常见的妇科疾病，是指异常的子宫出血，经诊查后未发现有全身及生殖器官器质性病变，而是由于神经内分泌系统功能失调所致。

临床表现：月经周期不规律、经量过多、经期延长或不规则出血。

1. 大补元煎加减方

【组方】山药 12 克，党参 30 克，白芍 12 克，炒白术 15 克，熟地 12 克，杜仲 10 克，山茱萸 9 克，仙鹤草 30 克，陈阿胶 10 克（烊冲），牛角丝 30 克，炮姜炭 9 克，补骨脂 12 克。

【功能主治】健脾益肾固冲。适用于脾肾两虚之功能性子宫出血。

【用法用量】上诸药水煎取药汁。每天 1 剂，分 2 次服。

2. 鹿茸山药散

【组方】鹿茸 15 克（焙干），山药 30 克。

【功能主治】温补脾肾，止血调经。适用于脾肾阳虚型更年期功能性子宫出血症。

【用法用量】将鹿茸、山药焙成黄色，研末，用装瓶密封备用。每次 3~5 克，用黄酒冲服，每天 1 次，重症 2 次，连服 5 次。

七、妊娠恶阻（呕吐）

妊娠恶阻：妊娠早期，出现严重的恶心呕吐，头晕厌食，甚则食入即吐者，称为"妊娠恶阻"。亦称为"恶食"、"恶子"、"阻病"、"子病"、"病食"、"病儿"等。

临床表现：妇女妊娠 6 周～12 周左右，表现为厌食，恶心呕吐，恶闻食气，或食入即吐，体倦懈怠，嗜食酸咸等证。

1. 健脾和胃方

【组成】太子参 12 克，山药 10 克，白术 9 克，茯苓 9 克，炮姜 9 克，焦六曲 9 克（包煎），甘草 6 克，姜半夏 6 克，陈皮 6 克，广木香 6 克，砂仁壳 3 克（后下），姜竹茹 12 克。

【功效】健脾和胃，顺气降逆。适用于脾胃虚弱型妊娠呕吐，对大便溏薄者尤适宜。

【用法】水煎取汁。每天 1 剂，分 2 次服。

2. 降逆止呕饮

【组方】山药、太子参各 30 克，白糖适量。

【功能主治】补益脾肾，降逆止呕。适用于脾胃虚弱之妊娠呕吐。

【用法用量】将上 2 味洗净，水煎后去渣取汁加糖。每天 1 剂，分 2 次服。

八、胎漏

胎漏：是指妇女妊娠期阴道少量出血，时下时止，或淋漓不断，而无腰酸腹痛者。亦称"漏胎"、"胞漏"、"漏胞"、"漱经"。

临床表现：妊娠期阴道少量出血，时下时止，或淋漓不断，而无腰酸腹痛的征象。

1. 方一

【组方】生地 9 克，熟地 9 克，白芍 6 克，山药 4.5 克，续断 4.5 克，黄柏 4.5 克，生甘草 3 克，侧柏炭 6 克。

【功能主治】具有清热养血，止漏安胎的功能。适用于血热引起的胎漏。症见妊娠前半期阴道不时下血，血色鲜红，面红唇赤，心烦失眠，大便干燥，小便短赤，舌质红，苔黄少津，脉数而滑。

【用法用量】水煎，分 3 次服，1 日 1 剂。

2. 凉血安胎方

【组方】山药 9 克，生地 30 克，生白芍 10 克，川断 10 克，黄芩 10 克，黄柏 9 克，旱莲草 12 克，麦冬 9 克，阿胶 9 克（烊冲），甘草 3 克。

【功能主治】凉血安胎。适用于血热内扰型先兆流产。

【用法用量】水煎取汁。每天 1 剂，分 2 次服。

3. 千金保孕丸

【组方】山药 9 克，杜仲 12 克，川续断 12 克，白术 9 克，龟板 15 克，牡蛎 15 克，白芍 9 克，女贞子 9 克，阿胶 9 克，黄芩 6 克，砂仁 6 克，桑寄生 15 克。

【功能主治】滋养肝肾，固胎元。用治流产，属肝肾两虚者。

【用法用量】水煎服，每日 1 剂。

【来源】全国著名中医妇科专家钱伯煊验方

九、妊娠水肿

妊娠水肿：亦称"妊娠肿胀。妊娠后，肢体面目等部位发生浮肿。

临床表现：肢体面目浮肿，少气懒言、食欲不振、腰痛、大便溏薄，舌质淡，苔白，脉滑无力。

补肾消肿方

【组方】山药 10 克，桂枝 4.5 克，白术 10 克，茯苓 10 克，猪苓 9 克，泽泻 10 克，菟丝子 10 克。

【功能主治】温阳补肾，化气行水。适用于肾阳亏虚型妊娠合并水肿。

【用法用量】水煎取汁。每天 1 剂，分 2 次服。

【随证加减】腰痛甚者，加杜仲 9 克，桑寄生 10 克；下肢逆冷，精神萎靡者，加党参 12 克，巴戟天 9 克。

十、妊娠失音

妊娠失音：指妊娠期间孕妇声音嘶哑或不能出声，即子瘖，或叫"妊娠音哑"。

临床表现：是妊娠期间出现声音嘶哑或不能出声的一种病症，多因肾阴不足所致。临床表现往往伴有头晕耳鸣、掌心灼热、颧红、心悸、心烦、咽喉干燥等阴虚症状。

养肺开音方

【组方】山药、竹叶、竹茹、麦冬、北沙参、生熟地黄、山茱萸、茯苓、丹皮、泽泻、杏仁各9克，桔梗6克。

【功能主治】益气补肾，养肺开音。适用于气虚型妊娠失音。

【用法用量】上诸药水煎取药汁。每天1剂，分2次服。

【随证加减】肺夹痰火，兼有咳嗽，咽痛，咳吐黄痰者，去泽泻、山茱萸，加瓜蒌仁12克，芦根15克，象贝12克。

十一、妊娠高血压综合证

妊娠高血压综合征：一组发生于妊娠20周后以高血压、水肿和尿蛋白为特征的综合征。

临床表现：常伴头昏眼花等自觉症状，病情严重时可出现抽搐、昏迷，称为"子痫"。

白术散加减方

【组方】山药12克，白术12克，茯苓9克，陈皮4.5克，大腹皮9克，天麻9克，钩藤（后下）9克，石决明（先煎）30克。

【功能主治】健脾利湿，平肝潜阳。适用于脾虚肝旺型妊娠合并高血压综合征。

【用法用量】上诸药水煎取药汁。每天1剂，分2次服。

【随证加减】头胀头痛者，加白蒺藜9克，珍珠粉（先煎）15克；水肿剧者，加赤小豆30克，冬葵子9克；胸闷纳差者，加枳壳4.5克，鸡内金9克；挟湿者，加半夏10克，竹沥12克。

妊娠泌尿系统感染

怀孕期间因为特殊的生理环境，易患泌尿系统感染，多指肾盂肾炎、膀胱炎和尿道炎。

滋阴通淋方

【组方】山药、生地、车前子（包煎）各 12 克，知母、黄柏、山茱萸、泽泻、丹皮、茯苓各 9 克，麦冬、五味子各 6 克。

【功能主治】滋阴润燥，通淋。适用于肾阴亏虚型妊娠合并泌尿系感染。

【用法用量】上诸药水煎取药汁。每天 1 剂，分 2 次服。

【随证加减】小便涩痛者，加萹蓄 12 克，瞿麦 12 克，生草梢 6 克；尿血者，加白茅根 12 克，旱莲草 9 克。

胎萎不长

胎萎不长：妊娠四五个月后，孕妇腹形与宫体增大明显小于正常妊娠月份，胎儿存活而生长迟缓。

滋阴养胎方

【组方】山药 12 克，熟地 12 克，龟板胶 12 克（烊冲），山茱萸 9 克，枸杞子 10 克，怀牛膝 9 克，菟丝子 10 克，当归 9 克，大白芍 10 克，陈皮 6 克。

【功能主治】益肾滋阴养胎。适用于肝肾虚型胎儿宫内生长迟缓。

【用法用量】上诸药水煎取药汁。每天 1 剂，分 2 次服。

【随证加减】口干咽燥，舌红少津者，加麦冬 12 克，沙参 10 克，去怀牛膝；头晕耳鸣者，加潼蒺藜 10 克。

恶露不绝

恶露不绝：以胎盘娩出后，胞宫内的余血浊液持续 20 天以上仍淋漓不净为主要临床表现的产科病证。又称恶露不净。

养阴清热汤

【组方】生地 15 克，白芍 15 克，山药 15 克，续断 12 克，甘草 9 克，女贞子 15 克，阿胶 12 克，当归 12 克，黄精 15 克，益母草 12 克。

【功能主治】具有养阴清热的功能。适用于阴虚引起的恶露不绝。症见恶露淋漓不尽，色红质稀，腰酸，头晕耳鸣，或潮热盗汗，舌红或淡（血虚时），苔少或光剥，脉细数。

【用法用量】水煎，分 3 次服，1 日 1 剂。

产后排尿异常

产后排尿异常：产后排尿异常指妇女产后小便不通或尿意频数，甚至小便失禁者。

肾气丸

【组方】山药 120 克，干地黄 240 克，山茱萸 120 克，泽泻 90 克，茯苓 90 克，丹皮 90 克，桂枝 30 克，附子 30 克。

【功能主治】补肾温阳，化气行水。适用于气虚型产后排尿异常。

【用法用量】以上 8 味加工成末，炼蜜为丸如梧桐子大。每天服 15～25 丸。

乳头溢液

乳头溢液：在非妊娠期和非哺乳期，挤捏乳头时有液体流出。

莱菔子山药饮

【组方】莱菔子 20 克，山药 60 克，山楂 30 克。

【功能主治】疏肝理气。适用于乳头溢液。

【用法用量】以上 3 味，同入锅中，加适量水，煎煮 30 分钟，去渣取汁即成。每日 1 剂，上、下午分服。

阴道炎

阴道炎：阴道黏膜及黏膜下结缔组织的炎症，是妇科门诊常见的疾病。

临床表现：阴道炎临床上以白带的性状发生改变以及外阴瘙痒灼痛为主要临床特点，性交痛也常见，感染累及尿道时，可有尿痛、尿急等症状。常见的阴道炎有细菌性阴道病、滴虫性阴道炎、霉菌性阴道炎、老年性阴道炎。

1. 知柏地黄汤

【组方】山药 10 克，知母 10 克，黄柏 10 克，生地 10 克，茱萸肉 10 克，茯苓 12 克，丹皮 10 克，泽泻 10 克。

【功能主治】滋阴清热。适用于肝肾阴虚型细菌性阴道炎。

【用法用量】水煎取汁。每天 1 剂，分 2 次服。

2. 知柏地黄汤加减方

【组方】知母 9 克，黄柏 9 克，丹皮 9 克，茯苓 9 克，生地 12 克，山药 12 克，山茱萸 9 克，泽泻 9 克，制首乌 9 克。

【功能主治】滋肝补肾，清热止痒。适用于肾虚不足型老年性阴道炎。

【用法用量】水煎取药汁。每天 1 剂，分 2 次服。

【随证加减】烘热汗出者，加淫羊藿 12 克，巴戟天 9 克；心悸怔忡者，加淮小麦 30 克，柏子仁 9 克。

山药芡实羹

【组方】山药粉 30 克，芡实 15 克。

【功能主治】健脾祛湿。适用于非特异性外阴炎。

【用法用量】将芡实洗净去皮，入锅加水煮熟后，加入山药粉，边加边搅，沸后成羹即可。每天 1 剂，当点心食用。

更年期综合征

更年期综合征：指由于更年期精神心理、神经内分泌和代谢变化，所引起的各器官系统的症状和体征综合征候群。

临床表现：更年期妇女，由于卵巢功能减退，垂体功能亢进，分泌过多的促性腺激素，引起植物神经功能紊乱，从而出现一系列程度不同的症状，如月经变化、面色潮红、心悸、失眠、乏力、抑郁、多虑、情绪不稳定，易激动，注意力难于集中等，称为"更年期综合征。"

1. 健脾温肾方

【组方】山药、党参、炒白术各12克，菟丝子、熟地、枸杞子各10克，巴戟天9克，吴茱萸6克，砂仁3克（后下），陈皮6克。

【功能主治】健脾温肾。适用于脾肾阳虚型更年期综合征。

【用法用量】上诸药水煎取药汁。每天1剂，分2次服。

【随证加减】清晨泄泻者加诃子9克，炮姜炭9克，去熟地；月经量多者加阿胶9克（烊冲），煅牡蛎30克（先煎），仙鹤草30克。

2. 益肾固精饮

【组方】山药、蜜炙白术、黄芩、续断（盐水炒）、白莲须、芡实、广陈皮、杜仲（盐水炒）各6克，麦冬9克。

【功能主治】养阴清热，益肾固精。适用于更年期综合征，阴水不足、阴道干枯者。

【用法用量】各药洗净切碎，水煎2次，去渣取汁。代茶饮，每天1剂。

3. 山药仙茅交应汤

【组方】山药、仙茅、熟地各20克，桑寄生、覆盆子、杜仲、艾炭、棕炭、茜草各15克，阿胶10克。

【功效】补肾摄精，固冲止血。适用于更年期综合征。

【用法用量】上述各药洗净切碎后用水煎煮2次，去渣，取药汁150克。每次服75克，早、晚各1次。

【随症加减】腹痛者加元胡15克；腰酸痛者加狗脊、桑寄生各15克；下肢酸软加生地20克，牛膝10克；手足心热者加丹皮15克。

子宫脱垂

子宫脱垂：子宫从正常位置沿阴道下降，宫颈外口达坐骨棘水平以下，甚至子宫全部脱出于阴道口以外。

临床表现：子宫脱垂为子宫沿阴道向下移位，根据脱垂的程度可分为3度：

Ⅰ度：子宫体下降，宫颈口位于坐骨棘和阴道口之间，阴道检查时，宫颈口在距阴道口4cm以内。

Ⅱ度：指子宫颈已脱出阴道口之外，而子宫体或部分子宫体仍在阴道内。Ⅱ度子宫脱垂又分轻、重两型。

Ⅲ度：指整个子宫体与宫颈以及全部阴道前壁及部分阴道后壁均翻脱出阴道口外。

升脱汤

【组方】黄芪24克，党参24克，焦术24克，山药30克，当归12克，枣皮15克，五味子15克，诃子12克，熟地15克，升麻24克，白头翁15克，天麻15克。

【功能主治】升阳举陷、补气益血。用治子宫脱垂。

【用法用量】浓煎取汁，日服半剂。

【来源】湖南老中医易聘海验方

阴　痒

阴痒：又名阴门痒、外阴瘙痒。指妇女外阴及阴中瘙痒，甚则波及肛门周围，痒痛难忍，坐卧不宁。

止痒方

【组方】熟地24克，山药12克，山茱萸12克，茯苓9克，丹皮9克，泽泻9克，知母12克，黄柏9克，当归12克，白鲜皮12克，仙茅9克，淫羊藿9克。

【功能主治】具有滋阴降火，润燥疏风的功能。适用于肝肾阴虚引起的阴痒。症见阴部干涩灼热，有瘙痒感，夜间加剧，带下量少色黄，或如血样，眩晕耳鸣，腰酸腿软，或时有烘热汗出，舌质红，苔少，脉弦细或细数无力。

【用法用量】水煎，分 3 次服，1 日 1 剂。或共研细末，炼蜜为 10 克丸，1 日 2～3 次，每次服 1 丸。

第三节 山药在男性科的应用

一、阳痿

阳痿：又称勃起功能障碍，即阳事不举，或临房举而不坚之证。

临床表现：阴茎不能勃起进行性交，或虽能勃起但勃起不坚，不能维持和完成正常的性交。

1. 补肾涩精强阳丸

【组方】制首乌、山药各 120 克，淫羊藿（羊脂炙）、蛇床子、阳起石（煅透）各 90 克，菟丝子、远志肉、益智仁、补骨脂、当归、茯苓、续断、石榴子（带壳炒）、芡实、金樱子、红参须、韭子、小茴香、枸杞子各 60 克。

【功能主治】补肾涩精壮阳。用治阳痿。

【用法用量】共研细末，炼蜜为丸，如梧桐子大。空腹服，每服 50 丸，每日 2 次，盐开水送下。

【来源】湖北名老中医张梦侬教授验方

2. 益精壮阳汤

【组方】熟地、山萸肉、炒山药、茯苓、枸杞子、肉苁蓉、锁阳、淫羊藿、巴戟肉、白人参、炒枣仁、菟丝子、天门冬、甘草各适量。

【功能主治】填精益髓，壮阳补肾。适用于阴阳两亏之阳痿症。

【用法用量】水煎服。每日 1 剂，分 2 次温服。

【来源】黑龙江省名老中医郑侨验方

3. 滋阴填髓汤

【组方】山药、熟地、菟丝子各 15 克，海马 6 克，九香虫、仙茅、仙灵脾各 9 克。

【功能主治】滋阴填髓,温补命门。适用于肾阳亏虚,勃起功能障碍者。

【用法用量】上药共为粗末,水煎3次,合并煎液,浓缩。每天1剂,分2次温服。

4. 滋阴补肾丸

【组方】熟地黄24克,山药、山茱萸各12克,泽泻、牡丹皮、茯苓各9克。

【功能主治】滋阴补肾。适用于勃起功能障碍。

【用法用量】上诸药研细末,炼蜜为丸。每次服9克,温开水或淡盐水送服。

5. 杜仲牛膝山药丸

【组方】杜仲、牛膝、干漆、巴戟天(去心)各36克,山药、五加皮、山茱肉各30克,桂心、狗脊、独活各24克,防风18克,附子12克。

【功能主治】补肾强腰,壮阳起痿。适用于肾阳虚衰所致腰背冷痛,勃起功能障碍等。

【用法用量】上诸药加工成细末,炼蜜为丸,如梧桐子大。每服9克,空腹温酒送下。

6. 温肾壮阳丸

【组方】熟地240克,山茱萸、山药各120克,泽泻、牡丹皮、茯苓各90克,桂枝30克,附子30克。

【功能主治】温肾壮阳。适用于肾阳不足所致的勃起功能障碍。

【用法用量】上诸药研细末,炼蜜为丸。每服6~9克,每天2次,温开水或淡盐水送服。

7. 既济丹

【组方】嫩鹿茸90克,牛膝、肉苁蓉、熟地、当归、柏子仁(另研)、枸杞子、酸枣仁(微炒,另研)、沉香(另研)、山药(炒)、远志、茯神各45克,附子(炮)75克。

【功能主治】补肾填精，养心安神。主治肾虚所致的腰膝酸冷，阳痿早泄，心烦失眠。

【用法用量】上焙干，研为细末，枣肉为丸，如梧桐子大。每服 50~60 丸，空心温酒、盐汤送下。

【来源】《是斋百一选方》卷四

8. 金匮肾气汤方

【组方】黄芪、附片、肉桂、熟地、山药、猪苓、枣皮、泽泻、丹皮、车前草各 10 克。

【功能主治】温补脾肾。适用于甲状腺功能减退伴疲乏无力、畏寒肢冷、嗜睡少言、眼面虚肿、阴毛稀疏、耳鸣眩晕、关节酸痛、阳痿滑精、妇女闭经等。

【用法用量】将诸药择净，同放入药罐中，加清水适量，浸泡 5~10 分钟后，煎取汁饮服。每日 1 剂。

9. 杜仲山药补阳方

【组方】杜仲 120 克，山药 120 克，肉桂 60~120 克，当归 90 克，枸杞子 120 克，制附子 60~180 克，鹿角胶 120 克，山茱萸 90 克，菟丝子 120 克，熟地黄 240 克。

【功能主治】填补经血，温补肾阳。适用于小便自遗；大便不实，甚则完谷不化；下肢水肿，腰膝软弱；阳衰无子，阳痿遗精；久病气衰神疲，肾阳不足，畏寒脚冷，命门火衰等。

【用法用量】将上药研成末，炼蜜为丸，每丸约 15 克。用开水服送服，早晚各 1 丸。亦可用饮片作汤剂，用水煎服，用量按原方比例增减。

二、早泄

早泄：是指射精发生在阴茎进入阴道之前，或进入阴道中时间较短，在女性尚未达到性高潮，而男性的性交时间短于 2 分钟，提早射精而出现的性交不和谐障碍。

1. 益气固精丸

【组方】山药、五味子、龙骨、煅牡蛎、牛膝、肉桂、山茱萸、白茯苓、巴戟天、石斛、川断、炮附子各 15 克，炒吴茱萸 7.5 克。

【功能主治】益气固精。适用于早泄。

【用法用量】以上诸药共研细末，炼蜜为丸。每次服 9 克，每天 2 次。早晨空腹服，晚上盐汤送服。

2. 滋阴养血固精丸

【组方】熟地黄 120 克，山药、肉苁蓉、炒杜仲、牛膝各 60 克，五味子 180 克，山茱萸、泽泻、茯苓、远志肉、巴戟天、赤石脂、石膏、炒柏子仁各 30 克。

【功能主治】滋阴养血，固精止盗。适用于早泄。

【用法用量】上诸药研细末，炼蜜为丸。每服 9 克，空腹酒送服。

3. 收涩固精汤

【组方】山药 20 克，生地、龙牡、金樱子各 15 克，山茱萸、茯苓、泽泻、知母、黄柏、牡丹皮各 10 克。

【功能主治】滋阴降火，收涩固精。适用于阴虚火旺而引起的早泄、遗精。

【用法用量】水煎取汁。每天 1 剂，分 2 次服。

4. 益肾固精汤

【组方】山药、泽泻各 12 克，茯苓、牡丹皮各 10 克，附子、肉桂各 6 克，熟地、山萸肉各 9 克。

【功能主治】益肾固精。适用于早泄。

【用法用量】水煎取汁。每天 1 剂，分 2 次服。

5. 清热泻火汤

【组方】炒山药 15 克，焦黄柏、生地、天门冬、茯苓各 10 克，煅牡蛎 20 克。

【功能主治】清热泻火、滋肾养阴。适用于早泄。

【用法用量】水煎取汁。每天 1 剂、分 2 次服。

三、遗精

遗精：在非性交的情况下精液自泄，称之为遗精，又名遗泄、失精。在梦境中之遗精，称梦遗；无梦而自遗者，名滑精。

临床表现：在非性交的情况下精液自泄。遗精多见于性神经衰弱、慢性前列腺炎、慢性消耗性疾患。

1. 五子固精丸

【组方】熟地、黄芪、山萸肉、煅龙骨、莲须、韭子、益智仁、覆盆子、金樱子、五味子、黄柏炭各 60 克，五倍子 250 克，白茯苓 120 克，山药 120 克，砂仁 30 克。

【功能主治】补肾固精。适用于遗精，属肾虚型。

【用法用量】共炒研末，炼蜜为丸如梧桐子大，每次 50 丸，每日 3 次，空腹开水送下。

【来源】湖北中医学院名老中医张梦侬教授验方

2. 龟板山药固精丸

【组方】龟板 15 克，山药 60 克，肉苁蓉 30 克，雄鸡肝 8 克，巴戟天 15 克，莲子心 30 克。

【功能主治】补肝肾，固精气。适用于肝肾亏虚，精关不固之遗精滑精，腰膝酸软，精神不振，头目眩晕，少气懒言，过老（过早衰老）等症。

【用法用量】上诸药加工成细末，用米粥糊丸，每丸重 6 克。每晚临睡前用黄酒或白酒服 1 丸。老年人肝肾亏虚，元阳不足者可经常服用。

3. 锁阳固精丸

【组方】鹿角霜、龙骨（煅）、韭菜子、牡蛎（煅）、锁阳、芡实（麸炒）、莲子肉、菟丝子（盐水炒）、牛膝各 60 克，杜仲（盐水炒）、大青盐、大茴香（盐水炒）、莲须、补骨脂（盐水炒）、肉苁蓉各 75 克，熟地黄、山药各 160 克，巴戟天（甘草水炙）90 克，山茱萸（酒蒸）50 克，牡丹皮、泽泻各 30 克，知母、黄柏各 12 克。

【功能主治】益肾固精。适用于肾虚失摄，精关不固之梦遗滑精，目眩耳聋，腰膝酸软，四肢乏力。

【用法用量】以上诸药共研为细末，炼蜜为丸。每天 2 次，每次 9 克。

4. 古庵心肾丸（中成药）

【组方】生地、熟地、鹿茸、龟板、山药、山萸、丹皮、茯苓、泽泻、当归、黄柏、枸杞子、牛膝、甘草、黄连。

【功能主治】生精益智，降气宁神，为治心肾之要药。用于白发无子、惊悸怔忡、遗精盗汗、目暗耳鸣、腰痛足痿、五劳七伤、诸虚百损。

【用法用量】共研细末，炼蜜为丸。每服 3～4.5 克，空心用淡盐汤、淡黄酒或白开水送下。

5. 蔓荆子沉香丸

【组方】沉香、蔓荆子、青盐、杭菊花、山药、巴戟天、葫芦巴、附子、阳起石（醋煅水飞）各 30 克。

【功能主治】补肾温阳。适用于肾阳不足而引起的滑精，精冷囊湿。

【用法用量】上诸药加工成细末，酒煮面糊为丸，如梧桐子大。每次 50 丸，渐加至 70 丸，空腹盐汤送下。

6. 补肾涩精膏

【组方】山药 300 克，莲肉、芡实各 200 克，银耳 120 克。

【功能主治】补肾涩精。适用于肾虚遗精，夜尿频多，腰膝酸软，食少神疲等症。

【用法用量】上诸药共研细末，水煎取汁，加白糖 250 克，收膏。每天服 3 次，每次 3 匙。

7. 滋阴涩精膏

【组方】熟地黄 240 克，山萸肉（酒炒）、山药（炒）各 120 克，丹皮（酒炒）、白茯苓、泽泻（淡盐水炒）、麦冬各 90 克，五味子 60 克。

【功能主治】滋阴降火，涩精止遗。适用于肾阴亏虚，相火偏旺之遗精梦泄，潮热盗汗，眩晕咽痛，腰膝酸软，咳嗽吐血。

【用法用量】上药粉碎，加水煎熬 3 次，分次过滤，去渣取滤液，合并滤液，浓缩至膏状。每30克膏汁加炼蜜30克成膏。每天服2次，每次15克。

8. 养阴清热汤

【组方】山药20克，茯苓、牡丹皮炭、黄芩各10克，天冬、生地、菟丝子（盐水炒）、潼蒺藜、莲须各15克，金樱子（盐水炒）、牡蛎各30克。

【功能主治】养阴清热，补肾固精。适用于遗精。

【用法用量】水煎取汁。每天1剂，分2次温服。

9. 山药羊藿汤

【组方】淫羊藿25克，山药、大熟地黄各50克，金樱子、白莲子、韭菜子各15克，菟丝子、枸杞子、覆盆子各25克，蛇床子，破故纸，五味子各5克。

【功能主治】补肾，固精。性欲低下、遗精、阳痿等。

【用法用量】用水煎服，每日1剂，分3次服用。

10. 补肾健脾汤

【组方】熟地、山药、牡蛎、莲须各15克，云苓、远志、山茱萸、牛膝各10克，五味子、芡实各20克。

【功能主治】补肾健脾，固涩止遗。适用于肾精不足而引起的遗精。

【用法用量】水煎取汁。每天1剂，分2次温服。

11. 熟地戟天山药散

【组方】熟地、巴戟天、山药、龙骨、茯苓、远志、天雄、五味子各10克，肉苁蓉、川断续、菟丝子、蛇床子各15克。

【功能主治】温补肾阳，固精止遗。适用于肾阳不足而引起的遗精白浊。

【用法用量】上药加工成细末。每次服6克，每天2次，食前用酒调服。

12. 丹皮山药地黄汤

【组方】丹皮9克，泽泻9克，茯苓9克，熟地黄24克，山药12克，山茱萸 12 克。

【功能主治】滋补肝肾。手足心热；肝肾阴虚，盗汗遗精，头目眩晕，腰膝酸软，小儿囟门不闭合；虚火牙痛，口燥咽干等。

【用法用量】将上药研成细末炼蜜为丸，每丸约重 15 克，每日 3 次，成人每次 1 丸空腹时服。亦可用饮片作汤剂，用水煎服。

13. 止遗汤

【组方】芡实 30 克，山药 30 克，莲子 15 克，炒枣仁 9 克，党参 3 克。

【功能主治】健脾养心，收涩止遗。适用于心脾两虚而引起的多梦遗精。

【用法用量】水煎取汁。每天 1 剂，分 2 次温服。

14. 补肾固涩汤

【组方】熟地 9 克，山茱萸 4.5 克，泽泻 1.5 克，山药、牡丹皮、白茯苓各 3 克，续断、莲须各 2.4 克，石莲肉 6 克，牡蛎 3 克，五味子 9 克，白芍、升麻各 1.5 克。

【功能主治】补肾固涩。适用于肾阴不足而引起的遗精。

【用法用量】水煎取汁。每天 1 剂，分 2 次温服。药量可酌情增加。

15. 山药泽泻方

【组方】泽泻 9 克，磁石 6 克，丹皮 9 克，茯苓 9 克，熟地黄 24 克，五味子 6 克，山药 12 克，山茱萸 12 克，石菖蒲 6 克。

【功能主治】潜阳聪耳，滋阴补肾。遗精，肾阴不足，虚烦不眠，舌红少苔，腰膝酸软，脉细弱或细数等。

【用法用量】将上药研成细末，炼蜜为丸，每丸约重 9 克，每日 3 次，每次 1 丸。

16. 补肾益精散

【组方】山药、芡实各 60 克，生苍术、生韭菜子各 120 克，金樱子、菟丝子各 30 克。

【功能主治】补肾益精。适用于肾阴亏虚，封藏失职之遗精频作，腰酸腿软，勃起功能障碍、早泄。

【用法用量】上诸药共研细末，过100目筛即得。每天2次，每次2克，温开水送服。

17. 三宝丹（中成药）

【组方】熟地黄、山药、玄参、山茱萸、鹿茸、菟丝子、杜仲、肉苁蓉、人参、灵芝、当归、麦门冬、菊花、丹参、赤芍药、五味子、砂仁、龟板等。

【功能主治】阴阳双补，填精益肾，温阳化气，清脑养心，化瘀生新，益寿延年。适用于肾气亏损所致头晕眼花，耳鸣耳聋，心悸气短，失眠多梦，阳痿遗精，腰酸腿软，以及妇女带下诸症。

【用法用量】胶囊剂，每粒0.3克。口服，每次3～5粒，每日2次。

18. 参芪首乌汤

【组方】党参、黄芪、何首乌、生地黄、山药各10克。

【功能主治】补益肾精。适用于老年性痴呆记忆下降、思维混乱、头晕耳鸣、视物模糊、听力减退、面色淡白、食欲低下、腰膝酸软无力，甚则周身浮肿，下肢尤甚，滑精早泄、性功能下降。老年人则尿频多，尿后余沥，舌质多淡白，脉虚弱等。

【用法用量】将诸药择净，同放入药罐中，加清水适量，浸泡5～10分钟后，煎取汁，放入浴盆中，待温度适宜时足浴。每日2次，每次10～30分钟，2日1剂，30天为1个疗程，连用3～5个疗程。

四、男性更年期综合征

病机：因睾丸的生精作用及男性激素睾丸酮的分泌功能自然衰竭而发病。其经过缓渐，年龄差异亦大（51～64岁），亦有60岁以上高龄而此诸功能仍健者。

主要表现：头痛，失眠等神经症综合症状，可伴有抑郁，血管舒缩障碍及植物神经功能紊乱，性功能减退。血浆睾丸酮浓度明显降低，尿中促性腺激素明显升高。雄性激素如丙酸睾丸酮治疗有效。

1. 养心安神汤

【组方】山药20克，生地、麦冬、沙参、五味子各15克，黄柏、牡丹皮、茯苓、知母、泽泻、山茱萸各10克。

【功能主治】养心安神。适用于男性更年期综合征。

【用法用量】水煎取汁。每天1剂，分2次温服。

2. 益肾固元汤

【组方】山药、仙茅、巴戟天、知母、山茱萸、牡丹皮、茯苓、泽泻各10克，仙灵脾15克，黄柏6克，熟地15克，桂枝3克，炮附子5克（先煎）。

【功能主治】益肾固元。适用于肾气虚衰型男性更年期综合征。

【用法用量】水煎取汁。每天1剂，分2次温服。

五、精液异常

精液异常：分为精液异常和精子异常两类，前者指精液量的多寡，颜色异常、质的异常，后者指精子量的多少，质的异常、畸形等。

1. 羊藿山药生精汤

【组方】淫羊藿、山药、菟丝子各15克，香附、大熟地各12克，桃仁、红花、小茴香、干姜、沙苑子各10克，甲珠5克，甘草9克。

【功能主治】益气、消滞、化瘀。适用于气滞血瘀之无精症。

【用法用量】水煎取汁。口服，每天1剂，分2次温服。

2. 鹿茸丸

【组方】血茸（微炙）15克，五味子、山药各30克，青盐（另研）9克。

【功能主治】生精补血。主要用于精血不足之证。

【用法用量】上药前3味共研为末，青盐另研。炼蜜和为一块，收瓷盆中，为丸。每服30丸，食前温酒送下。

【来源】《宋人医方三种·史载之方》

3. 山药茱萸生精汤

【组方】山药15克，山茱萸、覆盆子各10克，熟地15克，牡丹皮、泽泻、知母、黄柏各6克，葫芦巴、菟丝子各12克。

【功能主治】养阴补肾。适用于肝肾阴虚、精血不足之无精症。

【用法用量】水煎取汁。每天1剂，分2次温服。

4. 山药茱萸活精汤

【组方】山药、山茱萸各12克，熟地24克，附子5克，肉桂5克，杜仲10克，枸杞子10克，川续断10克，补骨脂10克，甘草5克。

【功能主治】养阴补肾，壮阳填精。适用于肾阳不足所致的精子活力降低。

【用法用量】水煎取汁。每天1剂，分2次温服。

5. 山药熟地茱萸汤

【组方】山药、熟地、山茱萸、肉苁蓉、何首乌各15克，白术、茯苓、鳖甲、龟甲各10克。

【功能主治】补肾益精。适用于精子畸形数目较多者。

【用法用量】上药水煎煎2次，取汁。每天1剂，早、晚分服。

6. 山药理血汤

【组方】山药30克，藕片、旱莲草、生龙骨、生牡蛎各15克，海螵蛸、茜草、阿胶各10克，白头翁、生白芍各12克。

【功能主治】滋阴清热，活血祛瘀，凉血止血。适用于血精症阴虚火旺，瘀血阻滞者。

【用法用量】水煎取汁。每天1剂，分2次温服。

【随证加减】肝热移于下焦，伴血尿者加龙胆草、小蓟各10克；尿中见血块凝阻者加三棱、莪术各5克，于血块消失后减去；腰腹窜痛者加川楝子10克，青风藤15克；阴虚火旺明显者加黄柏12克，知母10克；入血精消失，前列腺液检查尚未恢复正常，脉见弦细时，改用六味地黄汤加败酱草15～20克治疗。

7. 山药女贞旱莲汤

【组方】山药、女贞子、旱莲草、茯苓各10克，生地12克，牡丹皮、白芍、泽泻各6克，苎麻根20克。

【功能主治】养阴清热，凉血止血。适用于阴虚火旺、灼伤血络而引起的血精症。

【用法用量】水煎取汁。每天1剂，分2次温服。

8. 滋阴降火凉血汤

【组方】知母、牡丹皮各9克，黄柏、泽泻、山茱萸、萆薢各12克，生地、茯苓、山药、小蓟各15克，瞿麦24克，茅根30克。

【功能主治】滋阴降火，凉血止血。适用于肝肾阴虚型血精症。

【用法用量】水煎取汁。每天1剂，分2次温服。

9. 山药生地茯苓蜜

【组方】山药60克，生地60克，茯苓60克，蜂蜜500克。

【功能主治】养阴凉血，健脾益气。适用于阴虚火旺及心脾两虚之血精。

【用法用量】将生地、山药、茯苓快速洗净，倒入瓦罐中，加冷水3大碗，用小火煎煮40分钟，滤出头汁半碗。再加冷水1大碗，煎煮30分钟，至药液半碗时，滤汁去渣。再将头汁、二汁、蜂蜜调匀，倒入瓷盆中，加盖不让水蒸气进入。用大水隔水蒸2小时，离火冷却，装瓶盖紧。每次1匙，饭后温开水送服。

10. 山药生地阿胶汤

【组方】生地30克，生山药、牡丹皮、知母、黄柏各15克，山茱萸、泽泻、茯苓各9克，金银花、萆薢、白茅根各30克，生甘草、阿胶（烊化）各15克。

【功能主治】养阴补肾，凉血止血。适用于肾阳素虚，相火过炽，热迫血溢所致的血精症。

【用法用量】水煎取汁。每天1剂，分2次温服。

11. 山药熟地知柏汤

【组方】山药、熟地、知母、黄柏、龟甲各15克，山茱萸、泽泻、牡丹皮各10克，茯苓12克，藕节、白茅根各20克。

【功能主治】滋阴泻火，凉血止血。适用于肾阴亏虚之血精症。

【用法用量】水煎取汁。每天1剂，分2次温服。

12. 山药旱莲女贞汤

【组方】山药20克，旱莲草15克，女贞子、茯苓、黄柏、莲子各10克，白术9克，酸枣仁6克，五味子3克，金樱子12克。

【功能主治】滋补肾阴，固精治浊。适用于肾阴虚损型尿精症。

【用法用量】水煎取汁。每天1剂，分2次温服。

13. 滋阴补肾固精汤

【组方】生地、熟地各12克，山药、知母、黄柏、牡丹皮、山茱萸、茯苓、桑螵蛸各10克，泽泻6克，炙龟甲15克（先煎），猪骨髓30克，牡蛎30克（先煎）。

【功能主治】滋阴补肾，固精治浊。适用于肾阴虚损型尿精症。

【用法用量】水煎取汁。每天1剂，分2次温服。

14. 知柏山药泽泻汤

【组方】知母、黄柏、山药、白芍各15克，泽泻6克，茜草6克，龙骨30克（先煎），牡蛎30克（先煎），乌贼骨9克（打）。

【功能主治】清利湿热，分清泌浊。适用于湿热下注型尿精症。

【用法】水煎取汁。每天1剂，分2次温服。

15. 滋阴降火汤

【组方】知母、黄柏、山药、山茱萸、牡丹皮、泽泻、天冬、麦冬、茯苓各10克，生地、熟地各15克，丹参15克，甘草5克。

【功能主治】滋阴降火。适用于阴虚火旺型脓精症。

【用法】水煎取汁。每天1剂，分2次温服。

16. 补肾益气汤

【组方】山药、山茱萸、茯苓、泽泻、牡丹皮各 10 克，附子（先煎）10 克，桂枝 10 克（后下），熟地、丹参各 15 克。

【功能主治】补益肾气。适用于肾气不足型脓精症。

【用法】水煎取汁。每天 1 剂，分 2 次温服。

17. 山药知柏丹皮汤

【组方】山药、知母、黄柏、牡丹皮、山茱萸、茯苓、泽泻、生地各 10 克，炙龟甲 15 克（先煎），丹参 15 克。

【功能主治】滋阴降火。适用于阴虚火旺型脓精症。

【用法用量】水煎取汁。每天 1 剂，分 2 次温服。

18. 知柏山药生精汤

【组方】知母、黄柏、女贞子、旱莲草各 15 克，白薇、地骨皮、青蒿各 10 克，鳖甲 30 克，熟地 30 克，山药、枸杞子、茯苓、党参、巴戟天、补骨脂、仙茅、淫羊藿、山茱萸各 15 克，露蜂房、蛇床子各 10 克。

【功能主治】补肾益气，养血生精。适用于肾阴虚型死精症。

【用法】水煎取汁。每天 1 剂，分 2 次服。

19. 山药半夏砂仁汤

【组方】山药 30 克，姜半夏 6 克，砂仁 6 克（后下），薏苡仁 30 克，白蔻仁 9 克，焦山楂 15 克，王不留行 10 克，路路通 10 克，干姜 6 克，桂枝 9 克（后下），天麻 10 克，川朴 10 克，炮甲珠 10 克，通草 10 克。

【功能主治】温化湿痰，通利精窍。适用于痰浊内阻型精寒精薄症。

【用法】上诸药水煎取药汁。每天 1 剂，分 2 次服。

20. 知柏山药生地汤

【组方】山药 10 克，知母 10 克，黄柏 10 克，生地 15 克，山萸肉 10 克，茯苓 10 克，牡丹皮 10 克，泽泻 10 克，炙龟甲 20 克（先煎），炙鳖甲 20 克（先煎），怀牛膝 10 克，菟丝子 15 克。

【功能主治】滋肾填精。适用于肾阴不足型精寒精薄症。

【用法用量】水煎取汁。每天 1 剂，分 2 次服。

21. 山药熟地黄精汤

【组方】山药 10 克，熟地 15 克，当归 10 克，黄精 15 克，山萸肉 10 克，人参 5 克（另煎），麦冬 10 克，枸杞子 10 克，菟丝子 15 克，炙龟甲 15 克（先煎），鱼膘胶 10 克（烊化），紫河车 6 克（研末，冲）。

【功能主治】补肾益精。适用于肾精亏虚型精液量减少症。

【用法用量】上诸药水煎取药汁。每天 1 剂，分 2 次服。

22. 山药熟地萸肉汤

【组方】山药 15 克，熟地 15 克，山萸肉 10 克，丹参 10 克，茯苓 10 克，泽泻 15 克，牛膝 10 克，车前子 15 克（包煎），桂枝 5 克（后下），附子 5 克（先煎）。

【功能主治】益肾利水。适用于肾之虚损型多精液症。

【用法】水煎取汁。每天 1 剂，分 2 次服。

23. 益肾通络汤

【组方】山药 30 克，红花、益母草、王不留行、巴戟天、仙灵脾、仙茅各 10 克，熟地 30 克，桂枝、甘草、蜈蚣各 10 克。

【功能主治】益肾通络。适用于男性不育症属精液异常者。

【用法用量】水煎取汁。每 2 天 1 剂，2 个月为 1 个疗程。

24. 益精汤

【组方】山药、党参各 15 克，熟地 15 克，巴戟天 10 克，仙灵脾 12 克，菟丝子 15 克，覆盆子、蛇床子、狗脊各 12 克，阳起石 15 克，桑螵蛸 10 克。

【功能主治】益精填肾，调养脾胃。适用于男性不育症，由于精子数量少活动力弱，存活率低，或死精子、畸形精子过多而致者。

【用法用量】水煎取汁。每天 1 剂，分 2 次温服。

25. 毓麟酒

【组方】肉苁蓉 30 克，覆盆子 30 克，炒补骨脂 30 克，桑椹 23 克，枸杞子 23 克，菟丝子 23 克，韭菜子 23 克，楮实子 23 克，巴戟天 23 克，山茱萸 23 克，牛膝 22 克，莲须 15 克，蛇床子 7.5 克，炒山药 7.5 克，白酒 3000ml。

【功能主治】补肝益精，助阳固精。适用于肾阳不足，精血亏虚而致不育症，勃起功能障碍，早泄等。

【用法用量】以上前 15 味药加工捣碎，入布袋，置容器中，加入白酒，密封，隔水煎煮 4 小时，埋入土中 2 天后取出，即成。每次饮用 20ml，1 天 2 次。

26. 液精煎

【组方】山药、天花粉各 20 克，仙灵脾、川牛膝、山萸肉、五味子各 15 克，五加皮、赤芍、黄柏各 10 克，车前子 30 克。

【功能主治】益肾填精，活血祛瘀，清利湿热。适用于男性不育，精液不液化，阳不化气，精冷而凝，或阴虚火旺，热浊精液，精液排出 1 小时不液化者。

【用法用量】水煎取汁。每天 1 剂，分 2 次温服。

27. 化精丸

【组方】熟地 30 克，山药、山萸肉、麦冬、茯苓各 15 克，丹皮、玄参、泽泻各 12 克，知母、黄柏各 10 克，五味子 9 克，颠茄片 300 毫克。

【功能主治】补益肝肾。适用于男性不育，精液不液化，肝肾不足，头晕无力。

【用法用量】上药共为细末，炼蜜捣和为丸，每丸重 9 克。每天服 3 次，每次 1 丸，温水送下。

28. 山药白芍杜仲汤

【组方】山药、白芍、续断、杜仲、补骨脂、诃子肉各 10 克，茯苓、薏苡仁、金樱子、芡实各 15 克，五味子 6 克，甘草 3 克。

【功能主治】健脾益肾。适用于脾肾阳虚型精液不液化。

【用法用量】水煎取汁。每天 1 剂，分 2 次温服。

29. 山药花粉灵脾汤

【组方】山药、天花粉各 20 克，仙灵脾、川牛膝、山萸肉、五味子各 15 克，五加皮、赤芍、黄柏各 10 克。

【功能主治】滋阴降火。适用于精液不液化。

【用法用量】水煎取汁。每天 1 剂，分 3 次温服，一个月为 1 个疗程。

30. 山药茱萸豆蔻汤

【组方】山药 20 克，山茱萸 10 克，牡丹皮 10 克，牛膝 10 克，白豆蔻 10 克，地骨皮 10 克，知母 10 克，薏苡仁 15 克，蜈蚣 1 条。

【功能主治】滋补肝肾，清利湿热。适用于精液不液化。

【用法用量】上诸药水煎 2 次，取汁约 400ml。每天 1 剂，分 2 次温服，每次 200ml。

六、前列腺炎

前列腺炎：是指前列腺特异性和非特异性感染所致的急慢性炎症，从而引起的全身或局部症状。

临床表现：1. 急性细菌性前列腺炎：发病突然，有寒战和高热，尿频、尿急、尿痛。可发生排尿困难或急性尿潴留。

2. 慢性细菌性前列腺炎：有尿频、尿急、尿痛，排尿时尿道不适或灼热。排尿后和便后常有白色分泌物自尿道口流出。有时可有血精、会阴部疼痛、性功能障碍以及精神神经症状。前列腺呈饱满、增大、质软、轻度压痛。病程长者，前列腺缩小、变硬、表面不完整，有小硬结。

1. 山药知柏牛膝汤

【组方】山药、知母、怀牛膝、黄柏、山茱萸、牡丹皮、茯苓、泽泻各 10 克，生地、熟地、赤芍、白芍各 15 克，甘草 5 克。

【功能主治】滋阴降火。适用于阴虚火旺型非细菌性前列腺炎。

【用法用量】水煎取汁。每天 1 剂，分 2 次温服。

2. 化气利水汤

【组方】山药、瓜蒌各20克，茯苓、车前子、鳖甲、瞿麦各15克，附片、土鳖虫、甲珠、桃仁泥、大黄（炖）各6～10克，蒲公英、昆布各30克，丝瓜络为引。

【功能主治】化气利水，活血逐瘀。适用于前列腺增生症瘀血内阻，气不化水，小便不利，点滴难下者。

【用法用量】水煎取药汁。每天1剂，分2次温服。

3. 山药地黄牛膝汤

【组方】山药、熟地各30克，山萸肉、牛膝、滑石各15克，茯苓、刘寄奴各12克，丹皮、泽泻各10克，萹蓄、瞿麦各20克，车前子（布包），甘草6克，灯心草3克。

【功能主治】清热利湿，补肾活血。适用于前列腺增生症年老肾衰，湿热蕴结下焦，膀胱气化不利者。

【用法用量】水煎取汁。每天1剂，分2次温服。

4. 山药萆薢牛膝汤

【组方】山药、粉萆薢各12克，菟丝子、牛膝、云茯苓、益智仁、沙苑子、泽泻、车前子（包）各10克，乌药6克，石菖蒲3克，马鞭草15克，甘草6克。

【功能主治】补肾固精，清利导浊。适用于慢性前列腺炎肾虚精亏，湿热内蕴症，症见尿频、尿道口滴白、腰骶酸痛，小腹、会阴、睾丸、精索等处胀痛，或尿道疼痛，头昏头晕，失眠多梦，勃起功能障碍，早泄、遗精、滑精等；肛门指检前列腺饱满、质软、压痛，或因前列腺纤维化而体积缩小质韧、高低不平；前列腺液镜检白细胞（脓细胞）每高倍镜视野超过10个，卵磷脂小体减少或消失。

【用法用量】水煎取汁。每天1剂，分2次温服。

5. 山药萆薢菟丝汤

【组方】山药、萆薢、菟丝子各15克，益智仁、泽泻、山萸肉各12

克，败酱草 20 克，车前子、丹参各 10 克，生甘草 3 克。

【功能主治】益肾固精，清利降浊。适用于慢性前列腺炎肾虚湿热瘀阻之症。

【用法用量】水煎取汁。每天 1 剂，分 2 次温服。

6. 春寿酒

【组方】天门冬 60 克，麦门冬 60 克，生地黄 60 克，熟地黄 60 克，山药 50 克，大枣 50 克，白酒 3 千克。

【功能主治】滋阴养血，健脾补肾，益寿延年。适用于阴血亏需，兼有脾虚失运所致慢性前列腺炎等。

【用法用量】将大枣去核，与其他药物一起用纱布袋装好，扎紧口备用。将药袋放入瓷器中，倒入白酒，加盖密封，置于阴凉干燥处。每天摇动数下，经 7 天后开封，澄明取饮。佐餐食用。感冒时及腹胀便溏，胸闷苔腻者，均不宜服。

7. 山药茯苓萸肉汤

【组方】山药、茯苓、山萸肉、泽泻、牡丹皮各 10 克，熟附子 5 克（先煎），桂枝 5 克（后下），熟地 15 克，川牛膝 15 克，车前子 15 克（包煎），大枣 20 枚。

【功能主治】滋阴降火。补肾益气。适用于肾气不固型非细菌性前列腺炎。

【用法用量】水煎取汁。每天 1 剂，分 2 次温服。

七、其他杂症

1. 山药茯苓附子汤

【组方】山药、山茱萸各 120 克，茯苓、泽泻、牡丹皮各 90 克，附子、桂枝各 30 克，干地黄 240 克。

【功能主治】温补，肾阳。舌质淡而胖，脉沉细，苔薄白，腰痛脚软，肾阳不足，下半身常有冷感，少腹拘急，小便反多或不利，消渴，脚气，转脸，痰饮等。

【用法用量】将山药共研成细末，炼蜜为丸，每丸15克。用开水服送，早晚各1丸。亦可用饮片作汤剂，用水煎服，用量按原方比例酌增减。

2. 山药附桂熟地汤

【组方】山药15克，肉桂3克（后下），附子（先煎）、牡丹皮、泽泻各6克，熟地15克，茯苓、山茱萸各10克，车前子15克（包煎），牛膝6克。

【功能主治】益气补肾。适用于肾气不固型逆行射精。

【用法用量】水煎取汁。每天1剂，分2次温服。

3. 山药杜仲牛膝汤

【组方】山药30克，杜仲、牛膝、泽泻、茯苓、巴戟天各10克，生地、菟丝子各15克，赤石脂15克（先煎），五味子6克。

【功能主治】益气补肾。适用于肾气不固型逆行射精。

【用法用量】水煎取汁。每天1剂，分2次温服。

4. 山药丹参散结汤

【组方】山药、白芥子、当归、丝瓜络、橘核、生地、熟地、莪术各10克，丹参、玄参各12克，肉桂6克，银花藤30克，鸡血藤20克。

【功能主治】温肾散寒，健脾化湿，活血通络。适用于寒凝虚盛，痰瘀交阻之阴茎硬结隐隐刺痛，勃起时较显，脉细弦，苔薄白者。

【用法用量】水煎取汁。每天1剂，分2次温服。

5. 山药生地龟甲汤

【组方】山药9克，大生地12克，炙龟甲18克，山茱萸5克，泽泻10克，茯苓10克，牡丹皮10克，知母5克，黄柏10克。

【功能主治】清热滋阴，化痰散结。适用于阴虚火旺，灼津为痰之阴茎硬结症。

【用法用量】水煎取汁。每天1剂，早、晚各服1次。

6. 苦参消浊汤

【组方】苦参30克，熟地、山萸肉各15克，怀山药、萆薢、车前子各

20 克，石菖蒲、乌药、益智仁、炮山甲各 10 克。

【功能主治】益肾养精，清热祛湿。适用于膏淋、尿浊（乳糜尿）。

【用法用量】水煎温服。每日 1 剂，早、晚 2 次分服。

【来源】安徽中医学院主任医师李济仁教授验方

7. 健脾祛湿散结汤

【组方】白术、山药、猪苓、泽泻、玄参、浙贝、丹参各 10 克，白芥子、莪术、三棱各 8 克，茯苓 9 克，夏枯草、生牡蛎各 25 克。

【功能主治】健脾化痰祛湿。适用于阴茎硬结症。

【用法用量】水煎取汁。每天 1 剂，早、晚各服 1 次。

8. 山药女贞生地汤

【组方】山药 10 克，女贞子、生地、旱莲草、白茅根、仙鹤草各 15 克，牡丹皮、茯苓、泽泻、山萸肉各 10 克，茜草、知母、黄柏各 12 克，藕节 20 克。

【功能主治】滋阴降火，凉血止血。适用于阴虚火旺型者精囊炎。

【用法用量】水煎取汁。每天 1 剂，分 2 次温服。

9. 山药熟地戟天汤

【组方】熟地黄、山药各 30 克，巴戟天、杜仲、仙灵脾、阳起石、党参各 15 克，制附子 10 克，肉桂、甘草各 6 克。

【功能主治】温肾壮阳，补益命门。适用于男子乳房肥大、肿块无压痛，表情淡漠，性欲减退，臀部变丰，甚则胡须脱落，勃起功能障碍，声音变尖，伴腰膝冷痛，手足不湿，舌质淡，苔薄，脉沉迟。

【用法用量】水煎取汁。每天 1 剂，分 2 次温服。

10. 泻火敛阴汤

【组方】山药 30 克，熟地、生地各 20 克，知母、黄柏、泽泻、牡丹皮各 15 克，茯苓、远志各 9 克，山茱萸、续断、杜仲各 10 克，炙龟甲 12 克（先煎），酸枣仁 12 克，煅牡蛎 30 克（先煎）。

【功能主治】滋阴益肾，泻火敛阴。适用于阴虚火旺之性欲亢进症。

【用法用量】水煎取药汁。每天 1 剂，分 2 次温服。1 周为一个疗程。

11. 加味知柏地黄汤

【组方】山药、熟地各 20 克，女贞子、知母（盐炒）、黄柏（盐炒）、茯苓、丹皮、泽泻各 10 克，玄参、天冬、麦冬各 90 克，龙骨、牡蛎各 15 克，黄连 10 克，肉桂 3 克，淡盐水 30 克，童便 20 克。

【功能主治】滋阴补肾，软坚散结，泄降相火。适用于强中，肝肾阴虚，相火亢盛，阴茎勃起坚硬，久久不萎致精出，痛苦难以名状，体型壮盛而红润者。

【用法用量】水煎取汁。每天 1 剂，分 2 次温服。

12. 山药黄连阿胶汤

【组方】山药、川连、阿胶（另烊）、知母（盐水炒）、黄柏（盐水炒）丹皮、茯苓、泽泻各 10 克，麦冬、玄参各 90 克，女贞子、熟地各 20 克，鸡蛋黄 2 个，芒硝（另冲）、肉桂各 3 克，淡盐水 30 克，童便 20 克。

【功能主治】滋阴降火，交通心肾。适用于强中，心肾不交，气火有余，症见房事过度，性欲亢奋，腰部酸软无力，头晕失眠，形体消瘦，舌红苔薄，脉细数。

【用法用量】水煎取汁。每天 1 剂，分 2 次温服。

13. 育阴潜阳汤

【组方】山药 9 克，生地、熟地各 15 克，山茱萸 6 克，牡丹皮 10 克，泽泻、茯苓、知母、海藻、昆布各 9 克，黄柏、龙骨、牡蛎各 12 克。

【功能主治】滋补肝肾，育阴潜阳。适用于肝肾阴虚，虚阳上亢的阴茎勃起。

【用法用量】水煎取汁。口服，每天 1 剂，分 2 次温服。

14. 养阴滋肾汤

【组方】熟地、山药、女贞子各 20 克，泽泻、云苓、牡丹皮、盐知柏、黄连、阿胶各 10 克，玄参、天冬、麦冬各 90 克，鸡子黄 2 个（冲服），肉桂 3 克。

【功能主治】养阴滋肾，清热泻火。适用于阴茎异常勃起。

【用法用量】水煎取汁。每天1剂，分2次温服。

15. 麝香鹿茸丸

【组方】熟地黄、山药各90克，杜仲、鹿茸（酒炙）各45克，北五味子、肉苁蓉、牛膝各30克，沉香15克，麝香1.5克。

【功能主治】益肾、生精、补血。主治真元虚惫，精血耗少。

【用法用量】上为末，炼油蜜为丸，如梧桐子大。每服30~50丸，食前盐汤送下。

【来源】《仁斋直指主论》卷十一

16. 山药熟地知柏汤

【组方】山药20克，熟地20克，菟丝子、枸杞子各15克，山茱萸、黄柏、知母、牡丹皮、黄芩、枣仁、柴胡各10克，茯苓12克。

【功能主治】滋阴降火，养心安神。适用于不射精。

【用法用量】水煎取药汁。每天1剂，2次温服。

17. 山药桂附熟地汤

【组方】山药20克，肉桂、附片各6克，熟地30克，泽泻、山萸肉、牡丹皮各10克，茯苓12克，仙灵脾、肉苁蓉各15克。

【功能主治】补肾壮阳，滋阴填精。适用于不射精。

【用法用量】水煎取药汁。每天1剂，分2次温服。

18. 益气固肾汤

【组方】熟附子（先煎）、山萸肉、肉桂（后下）、泽泻、茯苓、牡丹皮各10克，熟地、山药各15克。

【功能主治】补肾益气。适用于肾气不固型射尿症。

【用法用量】水煎取汁。每天1剂，分2次温服。

19. 山药桂枝附片汤

【组方】山药15克，桂枝3克（后下），附片6克（先煎），熟地15

克，山萸肉 10 克，茯苓 10 克，牡丹皮 10 克，泽泻 10 克。

【功能主治】补肾益气。适用于肾气不固型射尿症。

【用法用量】水煎取汁。每天 1 剂，分 2 次温服。

20. 温肾扶阳汤

【组方】山药、熟地各 20 克，附子（先煎）、山萸肉、鹿角片（先煎）各 5 克，肉桂 3 克（后下），五味子、牡丹皮、泽泻各 6 克，茯苓、龟甲胶（烊化）各 10 克。

【功能主治】温肾益气，散寒扶阳。适用于肾阳虚型房劳伤。

【用法用量】水煎取药汁。每天 1 剂，分 2 次温服。

21. 肺肾双补汤

【组方】生地 15 克，山萸肉 10 克，山药 10 克，玉竹 10 克，茯苓 10 克，麦冬 10 克，泽泻 6 克，五味子 6 克，沙参 20 克。

【功能主治】滋补肺肾。适用于肺肾阴虚型房劳伤。

【用法用量】水煎取药汁。每天 1 剂，分 2 次温服。

22. 山药生地茯苓汤

【组方】生地 30 克，山萸肉 15 克，山药 10 克，茯苓 10 克，牡丹皮 10 克，泽泻 10 克，五味子 10 克，麦冬 10 克，杜仲 15 克，寄生 10 克，玉竹 10 克。

【功能主治】滋补肾阴，清热润肺。适用于肺肾阴虚型房劳腰痛。

【用法用量】水煎取药汁。每天 1 剂，分 2 次温服。

23. 滋阴潜阳汤

【组方】熟地 15 克，山萸肉 10 克，山药 10 克，泽泻 6 克，牡丹皮 6 克，茯苓 15 克，安宫牛黄丸 2 粒（分吞）

【功能主治】滋阴潜阳，降火开窍。适用于阴虚阳亢型房事晕厥。

【用法用量】水煎取药汁。每天 1 剂，分 2 次温服。

24. 参茸大补丸（中成药）

【组方】鹿茸、生晒参、沉香、肉桂、茯苓、山药、首乌、肉苁蓉、鹿角胶、锁阳、甘草、远志、杜仲、菟丝子、枸杞子、附子。

【功能主治】补肾壮阳，生精益髓。适用于气虚畏寒，腰膝酸痛，性功能减退。

【用法用量】口服，每次 1 丸，每日 1~2 次。

25. 山药苁蓉巴戟汤

【组方】山药 10 克，肉苁蓉 15 克，巴戟天 10 克，山萸肉 6 克，附子 6 克（先煎），小茴香 3 克，菟丝子 10 克，补骨脂 10 克，葫芦巴 6 克，石斛 6 克，五味子 6 克，吴茱萸 3 克，肉豆蔻 10 克，生姜 3 片。

【功能主治】温阳益肾。适用于元阳虚惫型阴冷。

【用法用量】水煎取药汁。口服，每天 1 次。

26. 山药二子石斛汤

【组方】山药 10 克，山萸肉 6 克，附子 6 克（先煎），小茴香 3 克，菟丝子 10 克，补骨脂 10 克，葫芦巴 6 克，石斛 6 克，肉苁蓉 15 克，巴戟天 10 克。

【功能主治】温阳益肾。适用于元阳虚惫型阴冷。

【用法用量】水煎取药汁。每天 1 剂，每天 2 次温服。

27. 扶元固本方

【组方】附片（先久煎）、泽泻、山茱萸、山药各 12 克，熟地 18 克，肉桂 8 克，茯苓、巴戟天、肉苁蓉各 15 克。

【功能主治】扶元固本，温肾壮阳。适用于锁阳症。

【用法用量】水煎取药汁。每天 1 剂，分 3 次温服。1 个月为 1 个疗程。

28. 赤芍山药黄芩汤

【组方】赤芍 15 克，炒山药、黄芩、桃仁、杏仁、生地、半夏、茯苓、白术、苍术、干漆各 10 克，虻虫 3 克，大黄 10 克（后下），厚朴、土鳖虫、木通、水蛭各 6 克，甘草 5 克。

【功能主治】祛痰化瘀。适用于痰瘀阻滞型射精痛。

【用法用量】水煎取汁。每天 1 剂，分 2 次温服。

29. 鹿茸丸

【组方】鹿茸（去毛，涂酥炙微黄）1 对，枸杞子、泽泻、白术、杏仁（炒微黄）、山药、菟丝子、白芍药、黄芪、桂心、阿胶（捣碎，炒黄）、附子（炮）各 30 克。

【功能主治】补肾益气。主治虚劳少气，羸弱乏力。

【用法用量】上为末，炼蜜为丸，如梧桐子大。每服 30 丸，食前以温酒或枣汤送下。

30. 温肾壮阳龟甲汤

【组方】熟地 15 克，山药 15 克，菟丝子 15 克，山茱萸 10 克，枸杞子 10 克，杜仲 10 克，当归 10 克，肉桂 10 克，附子 10 克（先煎），鹿角胶 10 克（烊化）。

【功能主治】补肾壮阳。适用于肾气不固型射精无力。

【用法用量】水煎取汁。每天 1 剂，分 2 次温服。

第四节　山药在儿科的应用

一、麻　疹

麻疹：以往儿童最常见的急性呼吸道传染病之一，其传染性很强，在人口密集而未普种疫苗的地区易发生流行，约 2～3 年发生一次大流行。

临床表现：出现发热、上呼吸道炎症、眼结膜炎等症状，而以皮肤出现红色斑丘疹和颊黏膜上有麻疹黏膜斑及疹退后遗留色素沉着伴糠麸样脱屑为特征。

养阴清热消疹汤

【组方】①生地 9 克，玄参 6 克，麦冬 6 克，石膏 9 克，知母 6 克，山药 6 克，甘草 6 克。

②沙参 6 克，玉竹 6 克，天花粉 6 克，生地 9 克，桑叶 3 克，扁豆 6 克，山药 6 克，冰糖适量。

【功能主治】具有养阴清热的功能。适用于邪透疹没肺胃阴伤（收没期）麻疹。症见疹出高潮后，皮疹开始隐退，体温逐渐下降，诸症随之减轻，精神渐复，皮疹三天退净，留下色素斑及糠状落屑，苔黄质红或无苔少浸。

【用法用量】水煎，分3次服，1日1剂。皮疹始退净用①；皮疹退净用②。

二、小儿夏季热

夏季热：是婴幼儿在暑天发生的特有的季节性疾病。

临床表现：长期发热、口渴多饮、多尿、少汗或汗闭。

1. 山药葛根饮

【组方】山药10克，葛根6克，枣皮5克，五味子、麦冬、鸡内金各3克，冰糖适量。

【功能主治】清热泻火。适用于小儿夏季热。

【用法用量】上几味入锅加水适量，煎取汁，冲冰糖调味，代茶饮。

三、小儿肺炎

小儿肺炎：由细菌和病毒引起的肺部炎证。

主要症状：发热、咳嗽、气促鼻干煽。

补气养阴健脾汤

【组方】山药10～15克，北沙参10～15克，枇杷叶5～10克，天竺黄4～6克。

【功能主治】补气养阴，健脾止咳。适用于迁延性肺炎。

【用法用量】上诸药加冷水浸泡，大火煮沸后，再文火煮20分钟，取汁，药渣再煎1次，将2次药液混匀，加少许白糖再煮10分钟。每天1剂，分3次温服，连续服用10天为1个疗程。

四、疳　证

疳症：是指由喂养不当或多种疾病影响，导致脾胃受损，气液耗伤而形成的一种慢性疾病。

临床表现：形体消瘦，面色无华，毛发干枯，精神萎靡或烦躁，饮食异常。

扶脾养胃方

【组方】人参 3 克，白术 5 克，茯苓 5 克，陈皮 5 克，扁豆 5 克，山药 5 克，木香 3 克，谷芽 9 克，甘草 3 克，麦芽 9 克，神曲 6 克。

【功能主治】具有扶脾养胃的功能。适用于病后失调引起的疳积。症见面色萎黄，形容憔悴，毛发枯槁，精神萎靡，不思饮食，食不消化，脘腹胀满，四肢不温，睡卧不宁，合目露眼，时有啼哭，哭声不扬，唇舌色淡，脉细无力，指纹色淡。

【用法用量】水煎取汁。1 日 1 剂，分 3 次温服。或共研细末，水泛为丸，每次用温水送服 1~3 克，1 日 2~3 次。

五、小儿呕吐

呕吐：食物由胃中经口而出之证。

消食止呕饮

【组方】山药 15 克，山楂肉 30 克，干姜 10 克，大枣 5 枚，白萝卜 150 克。

【功能主治】平补开胃，消食止呕。适用于小儿呕吐。

【用法用量】水煮取汁。1 日 1 剂，趁热服。

六、惊　风

惊风：是小儿时期常见的一种以抽搐伴神昏为特征的症候，又称"惊厥"，俗名"抽风"。

临床表现：临床以四肢抽搐或意识不清为主要特征。

1. 方一

【组方】人参、附片、肉桂各 3 克，白术、茯苓、甘草、黄芪、山药各

6 克。

【功能主治】具有温补脾肾，益气防脱的功能。适用于脾肾阳衰引起的慢惊风。症见摇动，手足蠕动，精神萎弱，昏睡不醒，面色晦黄，卤陷冷汗，四肢厥冷，大便清稀，呼吸微弱，舌淡苔白，脉沉微弱。

【用法用量】水煎取药汁。每日 1 剂，分 3 次温服。

2. 方二

【组方】桂枝 3 克，人参 3 克，茯苓 6 克，白芍 6 克，白术 6 克，陈皮 3 克，山药 6 克，扁豆 6 克，甘草 3 克。

【功能主治】具有温中散寒，健脾缓肝的功能。适用于脾胃阳虚引起的慢惊风。症见时作时抽，或目睛上视，嗜睡露睛，或昏睡不醒，面色萎黄，四肢不温，大便溏薄，舌淡苔白，脉沉弱。

【用法用量】水煎取汁。每日 1 剂，分 3 次温服。

七、小儿腹泻

泄泻：是指排便次数增多，粪便稀薄，或泻出如水样。

临床表现：大便稀薄，甚至水样，次数增多，一般无脓血和里急后重。

1. 山药白术止泻汤

【组成】炒山药、白术、甘草、人参、茯苓、炒白扁豆各等份。

【功能主治】益气，健脾。适用于脾胃气虚，神倦乏力，食少便溏，小儿腹泻肢冷，不吮乳，大便色清白而稀或表热去后、表里俱虚、又发热等。

【用法用量】将上药研成粗末，成人每次 9 克，小儿每次 3 克。或加大枣 7 枚，生姜 2 片，用水煎服，每日 2 次。或饮片用水煎，作汤剂服用。

2. 山药大枣苹果饮

【组方】山药 12 克，车前子 20 克，大枣 10 克，苹果 1 个。

【功能主治】补脾益气。适用于小儿脾虚腹泻。

【用法】以上 4 味加适量的水煎煮，沥去残渣。饮服，每天 3 次。

3. 山药止泻糊

【组方】山药 9 ~ 15 克。

【功能主治】健脾益肠。适用于小儿腹泻。

【用法用量】将山药研为细末，煮或开水调成糊状。每天食用 1～2 次。

4. 健脾止泻汤

【组方】莲子肉 3 克，薏苡仁 3 克，砂仁 2 克，桔梗 2 克，白扁豆 5 克，白茯苓 6 克，人参 5 克，白术 6 克，山药 6 克，炙甘草 3 克，大枣 3 枚。

【功能主治】具有健脾止泻的功能。适用于脾虚引起的泄泻。症见久泻不愈，或时泻时止，大便稀溏，水谷不化，每于食后作泻，面色萎黄，不思饮食，神疲倦怠，睡时露睛，舌质淡，苔薄白而润，脉沉无力，指纹隐伏不露，或淡红。

【用法用量】水煎，分 3 次服，1 日 1 剂。或共研细末，水泛为丸，每次用温水送服 1～3 克，1 日 2～3 次。

5. 消食止泻粉

【组方】莲子、芡实、山药适量。

【功能主治】消食止泻。适用于小儿脾虚腹泻。

【用法用量】将莲子、芡实、山药焙干后，取等量混合，共研细末。每天 1 次，每次 20～30 克，加白糖适量，用水调成稀糊状，蒸熟食之。连服 3～5 天。

6. 参苓白术散加减方

【组方】山药 12 克，党参 10 克，茯苓 10 克，炒白术 10 克，炒薏苡仁 15 克，砂仁（后下）2 克，陈皮 5 克，莲子肉 10 克，扁豆 10 克，炙甘草 3 克。

【功能主治】健脾益气，助运化湿。适用于小儿迁延性和慢性腹泻之脾虚泻。

【用法用量】上诸药水煎取药汁。每天 1 剂，分 2 次服。

7. 附子理中汤加减方

【组方】炒山药 10 克，炮姜 5 克，吴茱萸 3 克，炒白术 10 克，炒党参 10 克，制附子（先煎）5 克，煨豆蔻 6 克，补骨脂 10 克，煨益智仁 10 克。

【功能主治】壮火散寒，温补脾肾。适用于小儿迁延性和慢性腹泻之脾肾阳虚泻。

【用法用量】上诸药水煎取药汁。每天1剂，分2次服。

8. 苍术桔梗汤

【组方】山药、茯苓各10克，苍术、白术、煨葛根、炒扁豆、车前子（包）各6克，桔梗、鸡内金、陈皮各5克。

【功能主治】健脾消导，化湿止泻。适用于小儿迁延性和慢性腹泻。

【用法用量】上诸药水煎取药汁。每天1剂，分2次服。

9. 加减葛根芩连汤

【组方】山药、薏苡仁各10克，葛根、黄芩、泽泻、白术各8克，六一散、焦山楂6克，黄连3克。

【功能主治】清热利湿、健脾止泻。适用于小儿迁延性和慢性腹泻。

【用法用量】上诸药水煎取药汁。每天1剂，分2次服。

八、小儿厌食症

小儿厌食症：是小儿时期的一种常见病症。临床以较长时间厌恶进食，食量减少为特征。

健脾开胃粉

【组方】山药250克，芡实200克，薏苡仁250克，大米600克。

【功能主治】健脾开胃。适用于脾胃虚弱型小儿厌食。

【用法用量】前三味分次炒黄。大米先淘洗后晒干，用微火炒成淡黄色后，与前三味混合碾细过筛即成。每天2次，每次1匙，用开水拌成糊状服食，同时加入糖或盐、芝麻油。

双芽山药粉

【组方】谷芽、麦芽各100克，山药200克，莲子150克，扁豆25克，橘皮25克，红糖300克。

【功能主治】健脾益气。适用于小儿厌食症。

【用法用量】以上前 6 味分别焙干，混合调匀并研成粉末，过筛，与红糖调匀，瓶装备用。1 ~ 2 岁小儿每次 15 克，3 ~ 5 岁每次 20 克，6 岁以上每次 30 克，置碗中用沸开水冲成糊状，早晨空腹 1 次服完。每天 1 次，疗程不限。

九、积滞（消化不良）

积滞：指小儿内伤乳食，停聚不化，气滞不行所形成的一种胃肠疾患。

临床表现：不思饮食，食而不化，腹部膨胀，大便溏薄或秘结酸臭为特征。

健脾消滞汤

【组方】人参 3 克，白术 5 克，茯苓 5 克，陈皮 5 克，扁豆 5 克，山药 5 克，木香 3 克，谷芽 9 克，甘草 3 克，麦芽 9 克，神曲 6 克。

【功能主治】具有健脾养胃，消食导滞的功能。适用于脾胃虚弱引起的积滞。症见面色苍白，提卷无力，恶心呕吐，食则胀饱，腹满喜按，大便不化，舌苔白腻，脉沉滑，指纹清淡。

【用法用量】水煎，分 3 次服，1 日 1 剂。或共研细末，水泛为丸，每次用温水送服 1 ~ 3 克，1 日 2 ~ 3 次。

十、小儿营养不良

营养不良：是由于热量和/或蛋白质不足而致的慢性营养缺乏症。

表现：体重不增或减轻，皮下脂肪逐渐消失，一般顺序为腹、胸背、腰部，双上下肢，面颊部。重者肌肉萎缩，运动功能发育迟缓，智力低下，免疫力差，易患消化不良及各种感染。

扁豆山药荷叶饮

【组方】白扁豆粒 15 克，山药 15 克，赤小豆、薏苡仁各 30 克，鲜荷叶半张，灯心草适量。

【功能主治】健脾和胃，消暑化湿。

【用法用量】将白扁豆粒、山药、赤小豆、薏苡仁、鲜荷叶、灯心草分别清洗，同放入砂锅，加入适量清水，用小火慢煮，以豆熟烂为度。适用于厌食症、小儿营养不良、慢性胃肠炎、胃肠神经官能症等。

【用法】每天 1 次，空腹食用。

内金山药糊

【组方】山药（干品）15 克，鸡内金（干品）6 克。

【功能主治】补脾健胃，消食化积。适用于小儿营养不良。

【用法用量】将鸡内金与山药用小火焙干，一起研末，入锅，加适量的水，用大火烧开后转用小火熬成糊。每天服 1 剂，分 3 次温热食用。

十一、小儿遗尿

遗尿：小儿睡中小便自遗，醒后方觉的一种疾病。

临床表现：小儿睡中小便自遗，醒后方觉。

1. 山药萸肉泥

【组成】山药 250 克，山茱萸 5 克。

【功能主治】补脾肾，止遗尿。适用于小儿遗尿。

【用法用量】山药洗净去皮，捣烂如泥状，加入山萸肉用笼屉蒸熟，吃时加少许白糖。每天当点心食用。食量多少不限。

2. 止遗方一

【组方】山药 12 克，桑螵蛸 12 克，金樱子 12 克，芡实 12 克，益智仁 12 克，乌药 12 克，石菖蒲 12 克。

【功能主治】培元补肾，健脾益气，敛肺缩尿，醒脑开窍。适用于小儿遗尿。

【用法用量】上诸药水煎取药汁。每天 1 剂，连服 7 ~ 14 天。

3. 止遗方二

【组方】黄芪 9 克，人参 5 克，当归 5 克，陈皮 3 克，升麻 3 克，柴胡 3 克，白术 5 克，益智仁 5 克，山药 5 克，甘草 3 克。

【功能主治】具有健脾益肺，佐以固涩的功能。适用于脾肺气虚引起的小儿遗尿。症见小便频数，尿量不多，睡中遗尿，气短声怯，动辄汗出，易于感冒，食少便溏，舌淡无华，脉细弱。

【用法用量】水煎取汁。1日1剂，分3次温服。

十二、小儿肾炎

急性肾炎（急性肾小球肾炎）：是儿科常见的免疫反应性肾小球疾病。

临床表现：急性起病，浮肿、少尿、蛋白尿及高血压为主要症状。

1. 健脾利水汤

【组方】山药10克，白茅根10~30克，车前子6~10克，赤小豆10~30克，玉米须10克，连翘10克，茯苓10克，蝉蜕3~5克，甘草3克。

【功能主治】祛风清热解毒，健脾益气利水。适用于小儿急性肾炎。

【用法】上诸药水煎取药汁。每天1剂，分2次服，4周为1个疗程。

2. 北芪淮药煎方

【组方】北黄芪30克，鲜怀山药200克。

【功能主治】益气养阴，健脾补肾。适用于小儿肾病腰膝酸软等。

【用法用量】将黄芪择净，且布包；山药洗净，切块，与黄芪同放入锅中，加清水适量，煮至山药熟后，饮汤食山药。每日1剂，10天为1个疗程，连食3~5个疗程。

十三、夜　啼

夜啼：是指小儿白天能安静入睡，入夜则啼哭不安，或时哭时止，或每夜定时啼哭，甚则通宵达旦。多见于半岁以下婴儿。

方一

【组方】牙硝1克，茯苓6克，麦冬6克，山药6克，寒水石3克，龙脑1克，朱砂1克，甘草6克。

【功能主治】具养血凝神的功能。适用于心虚禀弱引起的小儿夜啼。症见夜间啼哭，哭声无力，低沉而细，伴虚烦惊惕不安，消瘦，低热，唇舌淡红或见樱红，舌尖红少苔或无苔，脉虚数，指纹淡红。

【用法用量】上诸药水煎取药汁。每天1剂，分2次服。

十四、鹅 口

鹅口：是以口腔、舌上蔓生白屑为主要临床特征的一种口腔疾病。

方一

【组方】生地6克，山茱萸4克，山药4克，泽泻3克，茯苓4克，丹皮3克，肉桂1克。

【功能主治】具有滋水制火，引火归元的功能。适用于脾肾阴虚引起的鹅口。症见两颊、舌上满口雪白，体弱无力，面白颧红，口干不欲饮水，或大便溏泄，舌质淡，苔薄白，指纹淡红隐隐不显。

【用法用量】上诸药水煎取药汁。每天1剂，分2次服。

第五节 山药在五官科的应用

一、白内障

白内障：晶状体混浊。老化、遗传、代谢异常、外伤、辐射、中毒和局部营养不良等可引起晶状体囊膜损伤，使其渗透性增加，丧失屏障作用，或导致晶状体代谢紊乱，使晶状体蛋白发生变性，形成混浊。

临床表现：视物模糊，可有怕光、看物体颜色较暗或呈黄色，甚至复视（双影）及看物体变形等症状。

1. 方一

【组方】石决明100克，山药、茺蔚子、人参、车前子、柏子仁各50克，细辛20克。

【功能主治】清热，平肝。适用于口苦、咽干、尿黄的白内障。

【用法用量】将上药共研成细末，炼成重15克的蜜丸。每次服1丸，每日2次。

2. 方二

【组方】夜明砂9克，山药、菟丝子各适量。

【功能主治】老年性白内障。

【用法用量】先将上药用布包好，加水 5 碗煎成 3 碗，去渣，再放入粳米、红糖煮成粥食用。每日 1 剂，连服 15~20 剂。

3. 方三

【组方】山药、生地黄、熟地黄、茯苓各 12 克，泽泻 6 克，石决明 24 克，珍珠母 20 克，枸杞子 10 克，山萸肉 10 克。

【功能主治】补益肝肾。适用于老年性白内障。

【用法用量】用水煎服，1 日 1 剂，分 2 次温服。

4. 方四

【组方】炒山药、熟地黄、党参、茯苓、菊花、黄精、沙苑子、白芍、枸杞子、当归、女贞子、制桃仁、制首乌各 12 克，川芎 9 克，红花、车前子、神曲、夏枯草各 10 克，陈皮 6 克。

【功能主治】补肝益肾。适用于老年性初发白内障。

【用法用量】用水煎服。1 日 1 剂，分 2 次温服。

5. 方五

【组方】黄芪 15 克，人参 6 克，茯苓 18 克，白术 6 克，山药 15 克，甘草 3 克。

【主治】老年性白内障。

【用法用量】用水煎服。1 日 1 剂，分 2 次温服。

6. 方六

【组方】熟地黄 15 克，灵磁石（先煎）30 克，制首乌 9 克，黄精 9 克，玄参 12 克，枸杞子 9 克，山药 10 克，茯苓 15 克。

【主治】白内障。

【用法用量】用水煎服。每日 1 剂，每天 2 温次。

7. 方七

【组方】石决明 30 克，枸杞 12 克，车前子 12 克（包煎），沙苑子 12

克，密蒙花 12 克，山药 12 克，谷精草 12 克，云苓 12 克，丹参 12 克，赤芍 12 克，三七末 6 克（冲服），蝉蜕 6 克。

【功能主治】滋肾健脾，活血利水，清热明目。适用于白内障术后治疗。

【用法用量】将上药用水煎 2 次取汁，将两煎药液兑匀。每日 1 剂，分 3 次服用。

【随证加减】运用过程中其药味不变，仅根据患者年龄、体质及术后反应轻重来增减剂量即可。

8. 方八

【组方】枸杞子 15 克，丹参 15 克，女贞子 15 克，黄芪 15 克，菟丝子 15 克，玄参 15 克，茯苓 12 克，山药 12 克，党参 12 克，白术 10 克，五味子 10 克。

【功能主治】益气健脾，补益肝肾，清肺退翳。适用于未成熟期白内障。

【用法用量】将上药制成冲剂，每袋 10 克。每次服用 1 袋，每日早晚各服 1 次，用开水冲服。1 个月为 1 个疗程，一般服药 1~3 个疗程。

【注意事项】服药期间忌饮酒及辛辣之物。

9. 方九

【组方】山药 50 克，白糖适量。

【功能主治】健脾，固肾。适用于脾虚气弱引起的老年性白内障。

【用法用量】将山药切成小片后，加水适量，煮沸至熟后加入少许白糖，略煮片刻即可。每日 1 次。

10. 方十

【组方】熟地黄 15 克，杜仲 10 克，鹿角胶 10 克，菟丝子 10 克，山药 10 克，山茱萸 10 克，党参 10 克，枸杞子 10 克，当归 10 克，制附子 6 片，肉桂 2 克（兑服）。

【功能主治】温脾，补肾。脾肾阳虚型老年性白内障。

【用法用量】将上药用水煎汁。每日 1 剂，分 3 次服用。一周为 1 个疗程，一般可服 2~3 个疗程。

【加减应用】脾气虚者，加白术 12 克，黄芪 30 克。

11. 滋肾明目汤

【组方】当归、川芎、干地黄、熟地黄、芍药各 3 克，桔梗、人参、山栀子、黄连、白芷、蔓荆子、菊花、甘草、灯心草、细茶各 1.5 克。

【功能主治】滋阴养血，清热明目。适用于糖尿病性白内障。

【用法用量】将上药用水煎取汁。每日 1 剂，分 2 次温服。

【来源】《当代中国名医高效验方 1000 首》

二、夜盲

夜盲：症俗称"雀蒙眼"，在夜间或光线昏暗的环境下视物不清，行动困难，称为夜盲症。

1. 方一

【组方】生地、熟地各 24 克，茯苓 15 克，山药、菊花、川芎、防风各 12 克，蔓荆子 9 克，细辛 3 克。

【功能主治】具有养血补肝的功能。适用于肝血不足引起的夜盲。症见每天日落之后事物昏暗，不能见物，眼涩痒羞明，瞬目频作，时轻时重，伴有头晕心悸，舌质淡，苔薄，脉细弦。

【用法用量】水煎取汁。1 日 1 剂，分 3 次温服。或共研细末，炼蜜为 9 克丸，1 日 2~3 次服，每次服 1 丸。

2. 方二

【组方】熟地 24 克，山药、知母、山茱萸各 12 克，泽泻、茯苓、丹皮各 9 克，炒枣仁 18 克，川芎 5 克，甘草 3 克。

【功能主治】具有滋补肝肾，养心安神的功能。适用于肝肾阴虚引起的夜盲。症见白昼目明，至暮则不见物，视野狭窄，眼干不适，心烦少寐，腰膝酸软，头晕口干，遗精，舌质红，少苔，脉细数。

【用法用量】水煎取汁。1 日 1 剂，分 3 次温服。或共研细末，炼蜜为 9 克丸，1 日 2~3 次服，每次服 1 丸。

3. 方三

【组方】地黄 24 克，山药 12 克，山茱萸 12 克，泽泻 9 克，茯苓 9 克，丹皮 9 克，桂枝 3 克，附片 3 克。

【功能主治】具有温补脾肾的功能。适用于脾肾阳虚引起的夜盲。症见昼视通明，夜视罔见，视力减退，视野狭窄，形寒肢冷，腰膝酸软，阳痿早泄，五更泄泻，小便清长或尿后余沥不尽，舌质淡胖，苔白腻，脉沉细，两尺脉微。

【用法用量】水煎取汁。1 日 1 剂，分 3 次温服。或共研细末，炼蜜为 15 克丸，1 日 2～3 次服，每次服 1 丸。

三、其他眼病

1. 治角膜炎方

【组方】山药、生黄芪、土茯苓、茯苓、蒲公英各 30 克，白术、苍术、羌活、密蒙花、柴胡、黄芩、陈皮各 10 克，木贼 12 克。

【功能主治】健脾益气，清热利水，解毒明目。适用于病毒性角膜溃疡。

【用法用量】水煎取汁。1 日 1 剂，分 3 次温服。

2. 杞菊地黄丸汤加减方

【组方】山药 10 克，杞子、菊花、泽泻、茯苓、丹皮、珠儿参、太子参各 9 克，生地、熟地各 15 克，蝉衣 3 克。

【功能主治】调补肝肾。适用于病毒性角膜炎。

【用法用量】水煎取汁。每日 1 剂，分 2 次温服。

3. 视神经萎缩

【组方】熟地黄 240 克，茯苓 90 克，山萸肉 120 克，肉桂 30 克，山药 120 克，丹皮 90 克，枸杞子 90 克，附子 90 克。

【功能主治】头晕耳鸣，腰膝酸软之视神经萎缩者。

【用法用量】将上药共研成细末，炼蜜为丸，如梧桐子大，每次用酒送服 20 丸，每日 2 次。

4. 熟地萸肉山药汤

【组方】熟地 20 克，山药、山萸肉、丹皮、茯苓、泽泻各 10 克，熟附子、肉桂各 3 克。

【功能主治】温补肾阳。适用于上睑下垂。

【用法用量】水煎取汁。每日 1 剂，分 2 次温服。

5. 六味地黄汤加减方

【组方】生地 24 克，山药 12 克，茯苓、泽泻、山萸肉、丹皮各 9 克，麦冬 15 克。

【功能主治】滋补肝肾。适用于原发性视网膜脱落。

【用法用量】水煎取汁，每日 1 剂，分 2 次温服。

6. 镇肝丸

【组方】人参、山药、细辛、五味子、茯苓、车前子各 30 克，羌活、石决明各 60 克，藁本 45 克。

【功能主治】治暴赤眼后急生障。

【用法用量】研为细末，炼蜜为丸，梧桐子大。每服十丸，空腹茶水送下。

【来源】宋·《秘传眼科龙目论》卷四方

四、耳鸣、耳聋

耳鸣：指人们在没有任何外界刺激条件下所产生的异常声音感觉。常常是耳聋的先兆。

临床表现：感觉耳内有蝉鸣声、嗡嗡声、嘶嘶声等单调或混杂的响声，实际上周围环境中并无相应的声音，也就是说耳鸣只是一种主观感觉。

1. 方一

【组方】熟地 18 克，山药、山茱萸、泽泻、茯苓各 15 克，丹皮、柴胡各 12 克，磁石 30 克。

【功能主治】具有滋补肾阴，纳气潜阳的功能。适用于肾精亏损肝阳上亢引起的耳鸣、耳聋。症见耳鸣耳聋，眩晕胀痛，伴有面红耳赤，失眠健忘，咽干口苦，腰膝酸软，舌红少津，脉弦细而数。

【用法用量】水煎取汁。1 日 1 剂，分 3 次服。或共研细末，水泛为丸，1 日 2～3 次服，每次服 5～10 克。

2. 耳聋方

【组方】磁石 60 克，葛根 45～60 克，骨碎补 30～60 克，山药 30 克，白芍、川芎、大枣各 15 克，石菖蒲 9 克，酒大黄 15～18 克，甘草 12 克。

【主治】突发性耳聋。

【用法用量】上药水煎 2 次取汁。每日 1 剂，分 2 次温服。

【来源】第二军医大学附属长海医院老中医孙爱华验方

3. 补肾聪耳方

【组方】熟地黄 240 克，山药、山茱萸各 120 克，磁石、柴胡各 30 克，茯苓、丹皮、泽泻各 90 克。

【功能主治】补肾，聪耳。肾亏损，耳鸣，耳聋等。

【用法用量】先将熟地黄捣烂，再将余药研成末，炼蜜为丸，如梧桐子大。每次 9 克，每日 2 次，用淡盐汤送服。

4. 补气养血方

【组方】当归 9 克，人参 15 克，杜仲 9 克，山药 9 克，山茱萸 9 克，炙甘草 6 克，熟地黄 9 克，枸杞子 9 克。

【功能主治】益气养血，肝肾双补。精神委顿，气血两亏，腰酸耳鸣，汗出肢冷等。

【用法用量】上药水煎 2 次取汁。每日 1 剂，分 2 次温服。

5. 老年性耳聋耳鸣方一

【组方】菟丝子 10 克，熟地黄 10 克，葛根 10 克，山药 10 克，黄芪 10 克，山茱萸 10 克，党参 10 克，石菖蒲 6 克，泽泻 6 克，远志 6 克，茯苓 6 克，鹿角胶（烊化）6 克，丹皮 6 克，水牛角 6 克，红花 5 克，川芎 5 克，柴胡3克。

【功能主治】补肾益气，活血化瘀，养血通窍。用治突发性耳聋。

【用法用量】将上药用水煎取汁。每日1剂，分3次服用，亦可不拘时饮用。

6. 老年性耳聋耳鸣方二

【组方】熟磁石18克，石菖蒲15克，熟地12克，山药12克，山茱萸12克，泽泻9克，丹皮9克，茯苓9克，五味子8克。

【功能主治】滋养肝肾，聪耳明目。适用于肝肾亏损引起的老年性耳聋、耳鸣。

【用法用量】将上药用水煎取汁。每日1剂，分3次服用。一周为一个疗程。

五、耳内流脓

耳内流脓：指耳内流出脓液，其色或黄或青，其质或稠或稀。

临床表现：耳内流脓，耳痛、头痛、发烧、耳后方的骨头痛或肿胀发热等。

1. 方一

【组方】熟地24克，山药15克，山茱萸15克，茯苓12克，泽泻12克，丹皮12克，知母15克，黄柏12克。

【功能主治】具有滋阴降火的功能。适用于肾阴虚损，心火上炎引起的耳内流脓。症见耳内流脓日久，时作时止，脓色清稀无味，伴有头晕、耳鸣、耳聋，腰膝酸软，口干心烦，面色潮红、且有低热，舌质红，脉细数等。

【用法用量】水煎取汁。1日1剂，分3次服。或制成水蜜丸，1日2~3次服，每次服5克。亦可制成10克大蜜丸，1日2~3次服，每次服1丸。

2. 方二

【组方】山药、熟地、当归、白芍、牡蛎、龙骨各9克，泽泻、香附、莲子、白术各6克，川芎5克，炙甘草3克。

【功能主治】滋阴补肾。用于治疗耳内流脓。

【用法用量】将上药共研为细末，炼蜜为 9 克丸，1 日 2 次，1 次 1 丸，温开水服送。

六、鼻炎

鼻炎：指的是鼻腔黏膜和黏膜下组织的炎症。

表现：充血或者水肿，患者经常会出现鼻塞，流清水涕，鼻痒，喉部不适，咳嗽等症状。

1. 健脾益气汤

【组方】茯苓 12 克，山药、苍耳子、辛夷、党参、白术、陈皮、白芷各 10 克。

【功能主治】健脾益气，通利鼻窍。适用于慢性鼻窦炎。

【用法用量】水煎取汁。每日 1 剂，早晚各服 1 次。

2. 补中益气汤加减方

【组方】生黄芪 30 克，山药、太子参、酒白芍各 15 克，生晒参、防风、葛根、蔓荆子、苍耳子、香白芷、辛夷花各 10 克，炙甘草 9 克，北细辛 3 克。

【功能主治】补中益气。适用于过敏性鼻炎。

【用法用量】水煎取汁。每日 1 剂，早晚各服 1 次。

七、口疮

口疮：是较为常见的口腔黏膜溃疡病，很容易复发，发病者以成年人为多。

症状：口腔之唇颊等处黏膜出现圆形或椭圆形淡黄色或灰白色之小点，单个或多个不等，周围红晕，表面凹陷，局部灼痛，反复发作，饮食吞咽有碍。

1. 养阴清热汤

【组方】熟地黄、生地黄各 15 克，山药、女贞子、生甘草、白芍、黄芩、丹皮、桔梗、地骨皮各 12 克，天冬、麦冬、栀子各 10 克。

【功能主治】滋阴，清热。适用于复发性口疮，口腔扁平苔藓，白塞氏综合征，干燥综合征，盘状红斑狼疮属阴虚火旺型者。

【用法用量】用水煎服。每日 1 剂，分 2 次服用。

2. 加减理中汤

【组方】党参 15 克，炒山药、白术、干姜各 12 克，炙甘草 9 克，附子、五味子各 5 克，苍术 10 克。

【功能主治】健脾温阳，补土伏火。适用于复发性口疮。

【用法用量】水煎取汁。每日 1 剂，分 2 次服。5 天为 1 各疗程，服 1～2 各疗程

3. 方三

【组成】熟地黄 15 克，山药、丹皮、生黄芪、女贞子、当归、川芎、牛膝、茯苓、山茱萸各 10 克。

【功能主治】滋补肝肾。适用于口腔溃疡之肝肾阴虚，虚火瘀型。

【用法用量】将上药加水煎至 300ml。每日 1 剂，分 2 次用温水送服，连服 4 周为 1 个疗程。

【加减应用】兼心脾积热者，加炒栀子、川连、淡竹叶；兼中焦虚寒者，加党参、白术、干姜；兼肾阳虚者，加肉桂、补骨脂、仙茅；兼便秘者，加火麻仁、郁李仁。

八、慢性咽炎

慢性咽炎：咽黏膜慢性炎症。

临床表现：以咽部不适，发干、异物感或轻度疼痛、干咳、恶心，咽部充血呈暗红色，咽后壁可见淋巴滤泡等为主要临床表现。慢性咽炎患者，因咽分泌物增多，故常有清嗓动作，吐白色痰液。

1. 山药白术汤

【组方】白术 10 克，山药 10 克，木香 6 克，茯苓 10 克，花粉 10 克，焦山楂 10 克，焦神曲 10 克，莱菔子 10 克。

【功能主治】用于治疗小儿慢性咽炎。

【用法用量】水煎取汁。1日1剂，多次频服。

2. 山药党参汤

【组方】山药12克，党参、茯苓、陈皮、白扁豆各10克，白术6克，桔梗6克，升麻、甘草各3克。

【功能主治】补脾，益气，升阳。慢性咽炎，属脾虚阴火症。

【用法用量】水煎取汁。1日1剂，分2次服用。

【加减用量】心火亢盛者，见心烦，咽黏膜轻度充血呈星艳红色，舌尖发红或有朱点，加竹叶、灯心草、茅根、生地黄等；伴有郁者，见胸闷胁胀，嗳气善太息，咽喉梗塞感较甚，加苏梗、枳壳、佛手等；气虚而卫弱者，卫外功能差，自汗怕风，遇风即感冒，加黄芪、绿豆衣、防风等。

九、喉痈

喉痈： 发生于咽喉部位的痈疮。相当于西医的扁桃体周围脓肿。

表现： 初期主要表现为咽喉不适，轻微红肿疼痛，伴发热，恶寒，头身疼痛，舌苔薄，脉浮数。中期主要表现为咽喉红肿灼热疼痛，扁桃体表面有脓点，吞咽时加重，高热，头胀头痛，口渴，尿赤便秘，舌红苔黄腻，脉实大数。恢复期主要表现为咽喉痛，脓或溃破。

益气养阴汤

【组方】党参10克，生黄芪10克，生山药12克，天花粉10克，金银花10克，石斛12克，生甘草10克。

【功能主治】益气养阴，托毒生肌。适用于喉痈脓溃毒期。

【用法用量】水煎取汁。每日1剂，分2次服用。

【来源】北京著名老中医徐鸿庆验方

十、牙痛

牙痛： 是指牙齿因各种原因引起的疼痛。

牙痛方

【组方】熟地30克，山药30克，枸杞子15克，山茱萸12克，川牛膝

12 克，菟丝子 15 克，鹿角胶 9 克，龟板胶 9 克。

【功能主治】具有滋阴补肾的更能。适用于虚火引起的牙痛。症见牙痛隐隐而作，牙根浮动，唇赤，咽干而痛，心慌头晕，虚烦不寐，腰脊酸软，舌红少津，舌苔少，脉象细数。

【用法用量】水煎取汁。1 日 1 剂，分 3 次服。或共研为细末，炼蜜为 9 克丸，1 日 2 ~ 3 次，饭后温开水服送 1 丸。

第六节　山药在皮肤科的应用

一、臁　疮

臁疮：发生于小腿臁骨部位慢性皮肤溃疡。

临床表现：证见局部初起痒痛红肿，破流脓水，甚则腐烂，皮肉灰暗、久不收口。

【组方】熟地 24 克，山药 12 克，山茱萸 12 克，丹皮 9 克，泽泻 9 克，茯苓 9 克。

【功能主治】具有滋阴降火的功能。适用于肝肾阴虚引起的臁疮。症见局部不痛或微痛，颜色暗红，伴有低热，或午后发热，饮食不思，失眠多梦，舌质红，苔薄，脉数。

【用法用量】水煎取汁。1 日 1 剂，分 3 次服。或共研细末，炼蜜为 9 克丸，1 日 2 ~ 3 次，每次饭后服 1 丸。

二、湿　疹

湿疹：是一种常见的由多种内外因素引起的表皮及真皮浅层的炎症性皮肤病，一般认为与变态反应有一定关系。

临床表现：具有对称性、渗出性、瘙痒性、多形性和复发性等特点。

1. 健脾除湿汤

【组方】生薏米、生扁豆、山药各 15 ~ 30 克，芡实、枳壳、黄柏、白术、云苓、大豆黄卷各 9 ~ 15 克。

【功能主治】健脾除湿利水。慢性湿疹，湿臁疮，慢性足癣渗出较多者。

【用法用量】水煎取汁。每日1剂，分2次温服。

【来源】全国著名中医专家、中医皮肤科专家赵炳南教授验方

2. 三仙汤加减方

【组方】炒麦芽、炒谷芽、炒神曲各10克，山药、薏苡仁、土茯苓、苍术、防风各5克。

【功能主治】健脾消食，清热除湿。适用于湿疹。

【用法用量】水煎取汁。每天1剂，分2次服用。

【注意】服药期间忌食辛辣刺激油腻食物。

三、斑 秃

斑秃：俗称"鬼剃头"，是一种骤然发生的局限性斑片状的脱发性毛发病。其病变处头皮正常，无炎症及自觉症状。本病病程经过缓慢，可自行缓解和复发。

生发2号方

【组方】干地黄、山药、枸杞、女贞子、桑葚子各60克，神曲、蚕砂各30克。

【功能主治】滋肝益肾，凉血消风。主治斑秃。

【用法用量】上药研细末，炼蜜为丸，每丸重9克。每日早、晚各服1丸，开水送服。

【来源】全国著名中医皮肤科专家朱仁康验方

四、鱼鳞病

鱼鳞病：是一种遗传性角化障碍性皮肤病。
临床表现：其共同特点为四肢伸侧或躯干部发生很多干燥、粗糙状如鱼鳞的，角化性鳞屑、有深重斑纹，好起白皮的皮肤病。

鱼鳞汤

【组方】生黄芪50克，黑芝麻40克，丹参、地肤子25克，当归、生

地、熟地、枸杞子、何首乌、白藓皮各 20 克，生山药、苦参、防风各 15 克，川芎、桂枝、蝉蜕、甘草各 10 克。

【功能主治】鱼鳞病。

【用法用量】每剂水煎 3 次取汁。分 4 次服，早晚各 1 次，作 2 日量。小儿酌减。

【来源】大连市第三人民医院周鸣岐主任医师验方

五、粉刺（痤疮）

粉刺：是一种以颜面、胸、背等处省丘疹如刺，可挤出白色碎米样粉汁为主要临床表现的皮肤病。毛囊、皮脂腺的慢性炎症。

临床表现：皮损初起为针头大小的毛囊性丘疹，或为白头粉刺、黑头粉刺，可挤出白色或淡黄色脂栓，因感染而成红色小丘疹，顶端可出现小脓疱。

治粉刺方

【组方】法半夏 12 克，陈皮 15 克，茯苓 15 克，薏苡仁 20 克，怀山药 15 克，白扁豆 15 克，泽泻 15 克。

【主治】用于治疗粉刺。

【用法用量】水煎取汁。1 日 1 剂，分 3 次温服。

六、麦粒肿

麦粒肿：是指睑板腺或睫毛毛囊周围的皮脂腺受葡萄球菌感染所引起的急性化脓性炎症。

临床表现：局部红肿、疼痛，出现硬结及黄色脓点。

治麦粒肿方

【组方】潞党参 15 克，茯苓 12 克，白术 12 克，山药 12 克，薏苡仁 15 克，莲米 12 克，甘草 9 克，陈皮 12 克，麦芽 15 克，神曲 15 克，白豆蔻 9 克，桔梗 12 克，藿香 12 克，黄连 9 克，炒仁 9 克，白扁豆 12 克，山楂 12 克，泽泻 12 克。

【功能主治】具有健脾和胃，扶正祛邪的功能。适用于脾虚气弱引起的麦粒肿。症见眼睑有微红肿块，疼痛不明显，肿块时起时消，反复发作，日久不愈。或一目愈另一目又生，或双目同时反复发作。兼脾虚食少，胃纳不佳，消化较差。

【用法用量】水煎取汁。1日1剂，分3次服。或共研细末，水泛为丸，1日3次服，每次服5丸。

七、翼状胬肉

翼状胬肉：（眼科）是睑裂部球结膜及结膜下组织发生变性、肥厚、增生，向角膜内发展，呈三角形，如翼状，故名。多见于户外劳动者，以渔民、农民发病最多，可能与风尘、日光、烟雾等长期的慢性刺激有关。

【组方】熟地黄24克，山茱萸12克，山药12克，丹皮9克，知母6克，黄柏6克，栀子6克，麦冬12克，茺蔚子12克，泽泻9克，茯苓9克。

【功能主治】具有滋补肾阴而降虚火的功能。适用于肾经虚火引起的翼状胬肉。症见胬肉色淡红，时轻时重，腰膝酸软，五心烦热，舌质红，少苔，脉细弦或弦数。

【用法用量】水煎取汁。1日1剂，分3次服。或共研细末，炼蜜为9克丸，1日2~3次服，每次服1丸。

八、皮肌炎

皮肌炎：又称皮肤异色性皮肌炎，自身免疫性结缔组织疾病之一，是一种主要累及横纹肌，以淋巴细胞浸润为主的非化脓性炎症病变，可伴有或不伴有多种皮肤损害，也可伴发各种内脏损害。

临床表现：患者对称性近端肌肉乏力、疼痛和触痛，伴同特征性皮肤损害如以眶周为中心的紫红色浮肿性斑，Gottron氏征和甲根皱襞僵直扩张性毛细血管性红斑。

【组方】地骨皮30克，山药、生地黄、熟地黄、党参、黄芪、龟板、鳖甲各15克，沙参、玄参、白术、麦冬、牡丹皮、紫草各10克。

【功能主治】皮肌炎。

【用法用量】先加水煎沸15分钟，滤出药液，再加水煎20分钟，过滤去渣，将两次煎得的药液兑匀。每日1剂，分3次服用。

九、硬皮病

硬皮病：现称系统性硬化症。临床上以局限性或弥漫性皮肤增厚和纤维化为特征，并累及心、肺、肾、消化道等内脏器官的结缔组织病。

硬皮病属于中医之"皮痹"、"肌痹"之范畴，其病因主要是由于素体阳气虚弱，津血不足，抗病能力低下，外被风寒诸邪浸淫肌肤，凝结腠理，痹阻不通，导致津液失布，气血耗伤，肌腠失养，脉络瘀阻，出现皮肤硬如皮革，萎缩，汗孔闭塞不通而有出汗障碍，汗毛脱落等症状。皮痹日久不愈，发生内脏病变。

1. 方一

【组方】灵芝 20 克，生地黄 20 克，黄精 15 克，炒山药 15 克，黄芪 15 克，麻黄 13 克，桃仁 10 克，桂枝 10 克，泽泻 10 克，白芥子 10 克，甘草 6 克，附子 3 克，炮姜 3 克。

【主治】局限性硬皮病。

【用法用量】用水煎服，每日 1 剂，分 2 次服用。儿童隔日 1 剂。

2. 方二

【组方】山药 20 克，茯苓、生黄芪、党参、淫羊藿、炒薏苡仁各 15 克，丹参 12 克，肉苁蓉、陈皮、巴戟天、土炒白术各 10 克，橘络 6 克。

【功能主治】硬皮病。

【用法用量】用水煎服。每日 1 剂，分 2 次服用。

4. 黄芪山药赤芍汤

【组方】丹参、茯苓、当归、党参各 9～12 克，山药、赤芍、黄芪各 12～15 克，制草乌、制川乌、白术、桂枝、陈皮各 6～9 克，路路通、炙甘草各 9 克。

【功能主治】温经散寒，祛湿困痹，活血通络。适用于弥漫性系统性硬皮病。

【用法用量】用水煎服。每日 1 剂，分 2 次服用。

5. 百合山药汤

【组方】百合 30 克，太子参 30 克，山药 30 克，熟地黄 24 克，茯苓 15 克，山茱萸 12 克，丹皮 10 克，泽泻 10 克，阿胶（烊化）10 克。

【功能主治】补肾健脾，活血散结。适用于硬皮病。

【用法用量】水煎服，每剂药煎 2 次，分两次服用。

【加减应用】舌淡者，加少许桂枝；肾虚者，加鹿角胶、鳖甲；气虚者，加白术、黄芪；心血不足者，加鸡血藤；血瘀者，加牛膝、丹参；痰湿壅肺者，加百部、浙贝母、橘络、五爪龙、紫菀。

十、丹　毒

丹毒：皮肤及其网状淋巴管的急性炎症。好发于下肢和面部。

临床表现：起病急，局部出现界限清楚之片状红疹，颜色鲜红，并稍隆起，压之褪色。皮肤表面紧张炽热，迅速向四周蔓延，有烧灼样痛。伴高热畏寒及头痛等。

【组方】蓖麻仁 5 粒，山药适量。

【功能主治】清热，解毒，消肿。丹毒。

【用法用量】将山药洗净，共捣烂，调和均匀。敷于患处，干则换。

十一、冻　疮

冻疮：由于寒冷引起的局限性炎症损害。

临床表现：冻疮初起为局限性蚕豆至指甲盖大小紫红色肿块或硬结，边缘鲜红，中央青紫，触之冰冷，压之退色，去压后恢复较慢，自觉局部有胀感、瘙痒，遇热后更甚，严重者可有水疱，破溃后形成溃疡、经久不愈。

【组方】山药 1 段。

【主治】冻疮每年冬季复发者。

【用法用量】将山药洗净，捣成泥状，睡前敷于患处，隔夜即见初效。

十二、疣

疣：是由病毒引起的一种皮肤浅表良性赘生物。常见的有寻常疣、扁干疣、传染性软疣、尖锐湿疣等。

【组方】熟地 24 克，山药 12 克，山茱萸 12 克，茯苓 9 克，泽泻 6 克，丹皮 6 克，当归 12 克，白芍 12 克。

【功能主治】具有滋肾水生肝血，润燥消风的功能。适用于适用于血虚风燥引起的皮肤疣。症见皮损为粟米或黄豆大，圆形或不整型的赘生物，正常肤色，质坚，表面粗糙不平而带刺，好发于手背或头面部，一般无自觉症状，较大者可有疼痛感。

【用法用量】水煎，分三次服，一日一剂。或共研细末，炼蜜为 9 克丸，一日 2~3 次，每次饭后服一丸。

十三、脱　疽

脱疽：是以肢端缺血性坏死，甚则趾（指）节脱落为特征的慢性疾病。相当于西医的血栓闭塞性脉管炎。

临床表现：症见初起患趾色白发凉，麻疼，日久患趾如煮熟红枣，痛如火烧，逐渐由红转暗变黑，足趾常自行脱落并可染及五趾，创面极难收口。

【组方】熟地 15 克，山药 15 克，枸杞子 15 克，山茱萸 12 克，怀牛膝 12 克，菟丝子 12 克，鹿角胶 12 克，龟板胶 12 克。

【功能主治】具有滋阴养肾的功能。适用于肝肾阴虚引起的脱疽。症见足趾紫黑干枯，剧痛难忍，病损处与正常肌肤之间界限分明，舌质红，苔少脉细。

【用法用量】水煎，分三次服，一日一剂。或共研细末，炼蜜为 9 克丸，一日 2~3 次，每次饭后服一丸。

第七节　山药在抗癌方面的应用

癌症：医学上称为恶性肿瘤。

癌症病因是：机体在环境污染、化学污染（化学毒素）、电离辐射、自由基毒素、微生物（细菌、真菌、病毒等）及其代谢毒素、遗传特性、内分泌失衡、免疫功能紊乱等等各种致癌物质、致癌因素的作用下导致身体正常细胞发生癌变的结果。

常表现为：局部组织的细胞异常增生而形成的局部肿块。癌症是机体正常细胞由多原因、多阶段与多次突变所引起的一大类疾病。

1. 润肺益气汤

【组方】山药、南沙参、北沙参、天冬、麦冬、白及、制紫菀各12克，天花粉30克，野百合、百部、黄芪、党参各15克，杏仁9克。

【功能主治】润肺益气。适用于肺癌。

【用法用量】上诸药水煎取药汁。每天1剂，分2次服。

2. 山药地黄茱萸汤

【组方】生地黄15克，山药、山茱萸、泽泻、牡丹皮、白茯苓、怀牛膝、薏苡仁、鸡内金各10克，生牡蛎30克，麦冬、金石斛各10克。

【功能主治】养阴补肾，消肿散结。适用于食管癌。

【用法用量】上诸药水煎取药汁。每天1剂，分2次服。

3. 益气养阴汤

【组方】山药、当归、山萸肉、白术、茯苓各10克，生黄芪、沙参、肉苁蓉各30克，生地15克。

【功能主治】益气养阴。适用于阴茎癌。

【用法用量】上诸药水煎取药汁。每天1剂，分2次服。

4. 茯苓山药薏苡仁汤

【组方】茯苓、薏苡仁、炒山药各15克，藿香、车前子、扁豆、厚朴、清半夏、生甘草各10克。

【功能主治】健脾止泻。适用于食管癌、贲门癌术后腹泻。

【用法用量】上诸药水煎取药汁。每天1剂，分2次服。

5. 山药胡椒粉

【组方】山药2根，胡椒少许，玉枢丹少许，六神丸20粒。

【功能主治】益气养阴，补肺脾肾。适用于食管癌已有吞咽困难者。

【用法用量】山药放在饭上蒸熟备用。六神丸研末，与胡椒粉、玉枢丹粉拌匀。用熟山药条蘸食药粉，细嚼慢咽，随意服用。

6. 参麦山药虎杖汤

【组方】太子参、麦冬、北沙参各 15 克，山药、莲子各 10 克，虎杖 10 克，白花蛇舌草 30 克，七叶一枝花 15 克，制鳖甲 20 克，浙贝母 9 克，半边莲 15 克，赤芍 12 克。

【功能主治】益胃，解毒化瘀。适用于胃癌。

【用法用量】上诸药水煎取药汁。每天 1 剂，分 2 次服用。

7. 山药山楂莲子汤

【组方】山药、焦山楂各 18 克，莲子肉、炒谷芽各 30 克，石榴皮 21 克，山豆根、蜂房、蛇蜕、全蝎各 9 克，赤石脂、地榆各 15 克，诃子肉 12 克。

【功能主治】解毒软坚，健脾止泻。适用于大肠癌出现腹胀、腹泻、消化不良者。

【用法用量】上诸药水煎取药汁。每天 1 剂，分 2 次服。

8. 知柏石斛山药汤

【组方】知母、黄柏、生地、丹皮、茯苓、山茱萸肉各 10 克，山药、泽泻各 15 克，五味子、石斛各 10 克，鳖甲 15 克，败酱草 30 克。

【功能主治】滋阴养肝。适用于肝肾阴虚型大肠癌。

【用法用量】上诸药水煎取药汁。每天 1 剂，分 2 次服。

9. 山药饮

【组方】鲜山药 120 克，白糖适量。

【功能主治】补脾益气，涩肠止泻。适用于结肠癌、直肠癌，症见脾虚大便溏泻者。

【用法用量】将山药洗净，切片，放入锅中，加清水适量，用大火煮沸后，改用小火再煮约 50 分钟，加入白糖调匀即可。每天 1 剂，1 次食完，连食 5~7 天。

10. 山药薏苡汤

【组方】山药 10 克，薏苡仁、半枝莲各 30 克，海金沙、白茅根、茯苓、瞿麦各 15 克，血见愁 25 克，半边莲、大小蓟各 20 克，白术 12 克，党参、黄芩各 10 克，甘草 3 克。

【功能主治】益气清汤，解毒利湿。适用于肾癌。

【用法用量】上诸药水煎取药汁。每天 1 剂，分 2 次服。

11. 生地山药茯苓汤

【组方】生地、山药、桑寄生、鳖甲、半枝莲、茯苓、白花蛇舌草各 30 克，山萸肉 15 克，三七粉 6 克，阿胶 12 克。

【功能主治】滋阴补阴，凉血止血。适用于肾癌。

【用法用量】上诸药水煎取药汁。每天 1 剂，分 2 次服。

12. 黄芪山药补骨脂汤

【组方】生黄芪 18 克，山药、补骨脂、益智仁、丹皮、茯苓、枸杞子、黄精各 12 克，女贞子、淫羊藿、党参各 15 克，泽泻、太子参、白术各 10 克，熟地 16 克，麦冬 9 克，甘草 3 克。

【功能主治】益气补气，壮阳化水。适用于前列腺癌。

【用法用量】上诸药水煎取药汁。每天 1 剂，分 2 次服用。

13. 知柏地黄散结汤

【组方】知母、黄柏各 6 克，熟地 20 克，山药、山茱萸各 12 克，泽泻、茯苓各 10 克，土茯苓 30 克，半枝莲 15 克，炙鳖甲 10 克。

【功能主治】滋阴降火，解毒散结。适用于睾丸肿瘤，属阴虚火旺型。症见局部硬结明显，隐隐作痛，伴有午后潮热，头晕耳鸣，腰酸腿软，舌红少苔，脉细数。

【用法用量】上诸药水煎取药汁。每天 1 剂，分 2 次服。

14. 山药茱萸丹皮汤

【组方】山药、山茱萸、丹皮、茯苓、知母、黄柏各 10 克，生地、泽泻、紫草、蒲黄各 15 克，蒲公英、薏苡仁各 20 克，地骨皮、白花蛇舌草、白毛藤各 30 克。

【功能主治】滋补肝肾，泻火解毒。适用于肝肾阴虚型子宫内膜癌。

【用法用量】水煎取药汁。每天一剂，分2次服。

15. 山药参术地榆汤

【组方】党参、半枝莲、瓦楞子各30克，白术10克，山药、地榆炭、陈棕炭、茜草、侧柏炭各15克，丹参12克，甘草6克。

【功能主治】健脾益气，止血抗癌。适用于子宫内膜癌。

【用法用量】水煎取药汁。每天1剂，分2次服。

16. 山药丹参汤

【组方】山药、丹参各15克，党参、半枝莲、瓦楞子各30克，白术10克。

【功能主治】健脾益气，解毒抗癌。适用于子宫内膜癌。

【用法用量】水煎取药汁。每天1剂，分2次服。

17. 山药二仁汤

【组方】山药12克，生薏苡仁、熟薏苡仁、桑寄生各24克，山萸肉、仙灵脾、赤芍、白芍、川牛膝、丹参各9克，牛黄醒消丸3克（分服），六味地黄丸12克（分吞）。

【功能主治】健脾益气，活血消肿。适用于骶尾部脊索瘤。

【用法用量】水煎取药汁。每天1剂，分2次服。

18. 山药党参茯苓汤

【组方】山药、党参、茯苓、海藻、昆布各15克，白术12克，扁豆、贝母、夏枯草、当归、莪术各10克，桔梗9克。

【功能主治】健脾化痰，消瘿散结。适用于脾虚痰凝型甲状腺癌。

【用法用量】水煎取药汁。每天1剂，分2次服。

19. 山药生地茯苓汤

【组方】山药20克，生地、茯苓、猪苓、紫草、半枝莲、白花蛇舌草各30克，山萸肉12克，芦荟6克，小蓟12克，蒲黄炭12克。

【功能主治】滋阴清热解毒。适用于阴虚血热型膀胱癌。

【用法用量】水煎取药汁。每天 1 剂，分 2 次服。

第八节　山药在外科的应用

骨质疏松症：原发性骨质疏松是以骨量减少、骨的微观结构退化为特征，骨的脆性增加以及易于发生骨折的一种全身性骨胳疾病。

临床表现：疼痛；身长缩短、驼背；骨折；呼吸功能下降。

方一

【组方】熟地黄 15 克，仙茅 10 克，茯苓 10 克，泽泻 10 克，丹皮 10 克，当归 10 克，淫羊藿 10 克，山茱萸 10 克，山药 10 克，川芎 10 克，肉桂 3 克，附片 5 克，青皮 5 克，陈皮 5 克。

【功能主治】滋肾补肝，益气活血。骨质疏松症，肾虚腰背痛。

【用法用量】将上药用水煎服，每日 1 剂，20 日为 1 个疗程。

方二

【组方】山药、杜仲、补骨脂、菟丝子、肉苁蓉、黄芪各 20 克，附子、桂枝各 10 克。

【功能主治】补阳益肾。骨质疏松症，肾阳虚型。

【用法用量】将上药用水煎沸 15 分钟，滤出药液后，再加水煎 20 分钟，去渣，将两煎所得的药液兑匀，分次服用，每日 1 剂。

方三

【组方】五味子、补骨脂、菟丝子、黄芪、枸杞子、山药、山茱萸各 15 克。

【功能主治】补阳益肾。用于骨质疏松症，肾阳虚型。

【用法用量】将上药用水煎沸 15 分钟，滤出药液后，再加水煎 20 分钟，去渣，将两煎所得的药液兑匀，分次服用，每日 1 剂。

第四章　山药美容

1. 美白淡斑面膜

【组成】山药粉 15 克，牛奶适量。

【功用】美白淡斑，用于抑制黑色素形成，并防止皮肤快速老化松弛。

【制法】将山药粉加牛奶调成糊状。

【用法】洗净脸后将混合的敷料涂于脸上，敷约 20 分钟就可以洗掉。夏天一个礼拜可以敷 3~4 次。

2. 山药酒酿美白面膜

【组成】山药粉 15 克，酒酿 2 小勺。

【功用】嫩白肌肤，收缩毛孔。防止肌肤老化，让皮肤细致嫩滑。

【制法】将山药粉混合少许酒酿均匀搅拌。

【用法】将调制好的面膜敷于脸上待 15 分钟后，再用温水将脸洗净。

3. 山药蕃茄深层去斑面膜

【组成】蕃茄粉 1 匙，山药粉 1 匙，矿泉水适量。

【功用】去斑兼美白、抗皮肤老化。相当适合 25 岁以上的女性使用。

【制法】先将蕃茄粉、山药粉加凉饮用水搅匀。

【用法】每天晚上临睡前敷脸，15 分钟后用温水洗净。

4. 山药润肤保湿面膜

【组成】山药粉 15 克，僵蚕粉 5 克，白芍粉 10 克，蜂蜜适量。

【功用】强化肌肤储水功能。适用于皮肤干燥缺水。

【制法】蜂蜜加入矿泉水稀释（约 5~6∶1），取药粉 5 克，与蜜水调匀即可。

【用法】避开眼唇四周涂敷，干燥后立即洗净。连续用 6 天为一个疗程。

山药黑木耳粥

【组成】山药 50 克，黑木耳 25 克，大米 100 克，白糖适量。

【功用】健脾胃，补气血，益肝脏，调五脏，增寿命。适用于面色苍白或萎黄、心悸怔忡、食欲不振、气短懒言、四肢倦怠、头晕目眩等亚健康人群。

【制法】黑木耳泡发，择洗干净，山药去皮，洗净，切成小丁。大米淘洗干净，放入锅内，加入适量水，用大火煮沸后，改用小火煮至八成熟，加入黑木耳、山药丁煮成稀粥，放白糖调好口味。

【用法】当早餐食用。

5. 山药苁蓉地黄粥

【组成】山药 20 克，肉苁蓉 15 克，生地黄 20 克，粳米 100 克。

【功用】益气养血，生津润燥。适用于面色苍白或萎黄、心悸怔忡、食欲不振、气短懒言、四肢倦怠、头晕目眩等亚健康人群。

【制法】将肉苁蓉、生地黄、山药放入锅中，加水煎之，去渣后与淘洗干净的粳米共煮成稀粥。

【用法】早、晚分食。

6. 益气养血山药粥

【组成】山药 50 克，人参 10 克，大枣 10 枚，猪瘦肉 50 克，粟米 100 克。

【功用】益气养血，悦色丰肌。适用于面色萎黄。

【制法】将瘦肉切片，与山药、大枣及粟米一同煮成粥，另煎人参水兑入。

【用法】早晨空腹食用，每天 1 剂。

7. 塑臂丰胸粥

【组成】山药 50 克，枸杞 15 克，葛根 10 克，薏仁 50 克。

【功用】塑臂丰胸。

【制法】将所有材料放入电锅内锅中，加入2碗水，煮沸即可。

【用法】佐餐食用，可加少许盐调味。

8. 山药猪肾粥

【组成】山药100克，猪肾1对，薏苡仁50克，粳米200克，精盐、味精各适量。

【功用】益肾补虚。适用于面部色斑。

【制法】将猪肾去筋膜和臊腺，切碎，焯去血水，与后3味一同入锅，加2000克水，用大火熬煮成稀饭粥，加入精盐和味精适量。

【用法】每天1剂，分数次食用。

9. 美胸山药奶

【组成】（熟）山药粉适量，优酪乳1瓶。

【功用】塑身美胸。

【制法】山药粉与优酪乳一起放入杯中搅拌均匀即可

【用法】随时饮用。可依个人喜好斟量加糖与白开水。

10. 山药玉竹炖白鳝

【组成】山药60克，玉竹60克，白鳝500克。

【功用】滋润补气，养血益胃。适用于面色苍白或萎黄、心悸怔忡、食欲不振、气短懒言、四肢倦怠、头晕目眩等亚健康人群。

【制法】将山药、玉竹洗净；白鳝去肠脏，洗净，切短段。将全部用料放入炖盅内，加开水适量，小火隔水炖3小时，调味后即可食用。

【用法】佐餐食用。

11. 羊髓山药

【组成】鲜山药200克，羊髓150克，生姜15克，精盐、味精适量。

【功用】滋肾益脾，补髓填精，润泽肌肤。适用于面部皮肤粗糙。

【制法】将山药洗净去外皮，切成极薄片；新鲜羊脊骨洗净后剁碎取骨髓；生姜洗净后去皮切末。将羊脊髓和山药片一同放入锅内，加适量水，大火煮沸后，改用小火煨至烂熟，最后加入生姜末，调入精盐和味精，再煮2～3分钟即可。

【用法】每天服1剂，分2～3次食用，佐餐或当点心。

12. 山药蜜

【组成】鲜山药100克，蜂蜜适量。

【功用】健脾补肺，润肤驻颜。适用于面部皮肤干燥。

【制法】将山药去皮、洗净，切成小丁，调入蜂蜜拌匀。

【用法】每天1剂，当零食服用。

13. 山药地黄首乌丸

【组成】干山药150克，生地150克，熟地150克，肉苁蓉150克，枸杞150克，白何首乌300克，赤何首乌300克，藁本300克。花椒300克，牛膝90克（酒浸为末），大黑豆500克。

【功用】润肤抗皱。适用于面部皱纹。

【制法】上诸药早晨隔水蒸，日出晒，夜间露宿外，如此九蒸九晒后焙干焦，研为细末，酒糊为丸，如梧桐子大小。

【用法】早、晚空腹，温酒或盐汤送下，每次30克。

14. 山药茱萸丸

【组成】干山药、山茱萸各125克，泽泻、牡丹、附子各95克，茯苓、官桂各65克，生地250克。

【功用】驻颜悦色。适用于面容憔悴。

【制法】上药共为细末，炼蜜丸，如梧桐子大。

【用法】每天空腹服30丸，盐汤送下。

15. 山药养颜丸

【组成】山药60克，赤石脂、茯神、巴戟天、熟地、山茱萸、牛膝、泽泻各30克，五味子180克，肉苁蓉120克，杜仲、菟丝子各90克。

【功用】润泽驻颜。适用于面容憔悴。

【制法】上药为末，炼蜜为丸如梧桐子大。

【用法】每天服用 20~30 丸，食前温酒或温水送下。

16. 山药五味子苁蓉丸

【组成】干山药、五味子各 125 克，肉苁蓉 240 克，杜仲 150 克，牛膝、菟丝子、赤石脂、白茯苓、泽泻、熟地、山茱萸、巴戟天各 100 克。

【功用】增白养颜。适用于面色黧黑。

【制法】上诸药为末，令用肉苁蓉末 250 克，酒熬膏和丸，如梧桐子大。

【用法】每天服用 50~70 丸，空腹温酒下。

17. 强身健骨丸

【组成】山药 100 克，肉苁蓉、牛膝各 125 克，杜仲 90 克，五味子 75 克，菟丝子、杜仲、赤石脂、泽泻、地黄、山茱萸、巴戟天各 60 克，远志、石膏各 30 克。

【功用】益精补脑，聪耳鸣目，强筋轻身。适用于强筋健骨。

【制法】上药共研为末，炼蜜为丸如梧桐子大。

【用法】每服 30 丸，空腹酒下。

18. 补气养血丸

【组成】菟丝子 125 克，炒苍术 60 克，炒茴香 45 克，炒补骨脂、益智仁、炒山药、炒杜仲各 30 克。

【功用】补元气，益精血。适用于气血两虚等。

【制法】上诸药共研为末，酒和为丸，如梧桐子大。

【用法】每服 50 丸，空腹温酒或盐汤下。

19. 山药首乌乌发丸

【组成】山药、枸杞、补骨脂各 120 克，何首乌、赤茯苓、白茯苓各 480 克，川牛膝、杜仲、菟丝子各 240 克。

【功用】乌须黑发，延年益寿，填精补髓。适用于头发枯黄。

【制法】上诸药共研细末，炼蜜为丸，如梧桐子大。

【用法】每次 70 丸，空腹盐汤送下。

20. 乌发润发丸 1

【组成】山药、熟地各 150 克，花椒、苍术各 200 克，茴香（盐水炒）、炒白茯苓、川乌、炙甘草 50 克。

【功用】乌发润发。适用于头发花白。

【制法】上诸药加工为细末，炼蜜为丸，如梧桐子大。

【用法】每次服用 30 ~ 50 丸，空腹温酒下。

21. 乌发润发丸 2

【组成】山药 1000 克，熟地、桑葚各 500 克，万年青 1500 克，黑芝麻 400 克，南烛根 200 克，花椒、白果各 50 克，黑芝麻 150 克。

【功用】乌发润发。适用于头发花白。

【制法】上诸药加工为末，制成蜜丸。

【用法】每次服用 25 克，早、晚酒下。

22. 山药何首乌黑芝麻粉

【组成】山药 250 克，制何首乌 250 克，黑芝麻 250 克。

【功用】滋补肝肾，乌须黑发，养血安神。适用于头发花白、脱发。

【制法】将黑芝麻洗净，晒干，炒熟，研为细粉。将山药洗净烘干，研为细粉，与芝麻粉、山药粉混合拌匀，装瓶备用。

【用法】每天 2 次，每次 25 克，入锅，炖熟食用。

23. 山药芝麻糊

【组成】山药 30 克，白黑芝麻 15 克，白糖 20 克。

【功用】补肝肾，益精血，乌发，悦色。适用于头发花白。

【制法】将芝麻炒香研成细末，山药也研成粉，再与白糖拌匀，锅内加适量水，以大火烧沸，再将芝麻、山药、白糖加入，边加边搅匀，中火煮 3 分钟。

【用法】每天早、晚食用，每次服用 1 小碗。

24. 乌发润发散

【组成】山药 50 克，黑芝麻 50 克，核桃仁 50 克。

【功用】乌发润发。适用于头发花白。

【制法】以上3味药炒熟，研为细末，充分混匀。

【用法】每次10克，加糖冲服。每次2次，7天为1个疗程，坚持2~3个疗程。

25. 山药首乌乌发汤

【组成】何首乌30克，山药9克，母鸡半只，黑豆120克，生姜2片。

【功用】补精髓，黑发，强壮筋骨。适用于头发花白。

【制法】将全部用料洗净，用6碗水，与所有材料一起放入煲内，煮约4小时，调味即可食用。

【用法】每天1剂，分早、晚服。

26. 山药地黄茱萸汤

【组成】山药10克，熟地10克，山茱萸10克，生地10克，赤芍10克，丹皮10克，茯苓10克，泽泻10克。

【功用】补肾调经。适用于痤疮。

【制法】上诸药水煎取药汁。

【用法】每天1剂，分早、晚2次服用。1个月为1个疗程。

27. 八宝山药黑豆泥

【组成】山药300克，熟黑豆粉30克，黑芝麻30克，炸花生米30克，橘红粒20克，蜜冬瓜条15克，炸核桃仁30克，蜜枣30克，熟猪油200克，白糖200克。

【功用】健脾胃，补肝肾，美发。适用于头发花白。

【制法】将鲜山药洗净蒸熟，去皮压成泥。蜜枣切成粒。炒锅上中火，放油滑锅，掺入开水少许，下山药泥搅散，加入150克熟猪油，炒至出油，随意加入熟黑豆粉，黑芝麻、炸花生米、橘红粒，蜜冬瓜条，炸核桃仁、蜜枣，翻炒均匀，起锅入盘。

【用法】当甜点随意食用。

28. 瘦身排毒饮

【组成】苦瓜粉2匙，山药粉1匙。

【功用】减肥排毒养颜，降血糖。可治疗痤疮等肌肤问题，对便秘也很有效。

【制法】将苦瓜粉、山药粉放入杯中，用热水冲泡，加入蜂蜜（或白糖）搅拌饮用。

【用法】每天饮用。

29. 清热除湿汤

【组成】山药、茯苓、牛蒡子、连翘、陈皮、泽泻、车前子各12克，党参9克，薏苡仁30克，砂仁6克，甘草6克。

【功用】健脾益气，祛风清热除湿。适用于眼泡浮肿。

【制法】上药常规水煎2次，取药汁。

【用法】每天1剂，分2次温服。

30. 健脾补肾汤

【组成】干山药25克，芡实25克，扁豆15克，莲子20克，白糖适量。

【功用】健脾补肾，祛湿消肿。适用于延年益寿。

【制法】将芡实、干山药、扁豆、莲子洗净一同放入锅中，加适量水，炖熟后调入白糖即成。

【用法】每天1剂，分2次服。

31. 乌发酒

【组成】熟地50克，山药100克，万年青75克，黑桑葚60克，黑芝麻30克，南烛子15克，花椒15克，白果7.5克，白酒1000克。

【功用】补肝肾，乌须发，聪耳鸣目。适用于头发花白。

【制法】以上前8味药共捣碎细，入布袋，置容器中，加入白酒，密封，浸泡7天后去渣。

【用法】每天服2次，每次服用20ml。忌同时服食萝卜。

32. 补气壮阳酒

【组成】肉苁蓉、五味子、山茱萸、山药、茯苓各48克，白酒1000克。

【功用】补气血，壮肾阳。适用于气血亏虚之性欲减退者。

【制法】上述各药切片或捣碎，加白酒他、浸透，52天后饮用。

【用法】每天 2 ~ 4 小杯。

33. 地黄山药酒

【组成】干地黄 120 克，山药 60 克，泽泻 60 克，山茱萸 60 克，茯苓 60 克，牡丹皮 60 克，桂枝 30 克，干姜 240 克，米酒或高粱酒 3000 克。

【功用】滋阴养血，补益肾脾。适用于气血亏虚、肝脾不足之男女性冷淡。

【制法】上述各药切碎，与酒同放入大口瓶中密封，3 个月后可用。

【用法】每天睡前饮 1 小杯。

参 考 文 献

1. 药典委员会. 中华人民共和国药典〔S〕. 北京：化学工业出版社，2005.

2. 中国民间中医医药研究开发协会，中药外治专业委员会编. 糖尿病独特秘方绝招〔M〕. 北京：中国中医药科技出版社，1996.

3. 《偏方大全》编写组. 偏方大全〔M〕. 北京：北京科学技术出版社，1987.

4. 吴子明，曹可仁. 养生长寿饮食指南〔M〕. 长沙：湖南科学技术出版社，2000.

5. 曾宪策，曾庆编著. 100 种常见病药食治〔M〕. 重庆：重庆出版集团，重庆出版社，2008.

6. 胡献国，胡爱萍，胡皓，胡熙曦主编. 西洋参〔M〕. 北京：人民军医出版社，2008.

7. 付群，陈友平主编. 山药治病亦养生〔M〕. 上海：上海科学技术文献出版社，2007.

8. 张兴儒主编. 新编老年病及养生偏方验方全书〔M〕. 上海：上海科学技术文献出版社，2008.

9. 秋雨主编. 小偏方·小食物治百病〔M〕. 北京：中国画报出版社，2008.

10. 张兴儒主编. 新编临床常见病偏方验方全书〔M〕. 上海：上海科学技术文献出版社，2008.

11. 关培生. 食疗中药大全〔M〕. 上海：上海世界图书出版公司，2004.

12. 王其胜. 本草养生美食丛书 - 降糖〔M〕. 北京：北京出版社，2005.

13. 肖培根. 新编中药志〔M〕. 北京：化学工业出版社，2002.